SUR

LA TUBERCULOSE

PAR

INOCULATION CUTANÉE CHEZ L'HOMME

PAR

Le Docteur Armand LEFÈVRE

Ancien interne des Hôpitaux de Paris
Membre correspondant de la Société anatomique
Médaille de bronze de l'Assistance publique

PARIS

G. STEINHEIL, ÉDITEUR

2, RUE CASIMIR-DELAVIGNE, 2

—

1888

SUR

LA TUBERCULOSE

PAR

INOCULATION CUTANÉE CHEZ L'HOMME

IMPRIMERIE LEMALE ET Cⁱᵉ, HAVRE

SUR

LA TUBERCULOSE

PAR

INOCULATION CUTANÉE CHEZ L'HOMME

PAR

Le Docteur Armand LEFÈVRE

Ancien interne des Hôpitaux de Paris
Membre correspondant de la Société anatomique
Médaille de bronze de l'Assistance publique

PARIS

G. STEINHEIL, ÉDITEUR

2, RUE CASIMIR-DELAVIGNE, 2

1888

SUR LA TUBERCULOSE

PAR

INOCULATION CUTANÉE CHEZ L'HOMME

INTRODUCTION

Depuis que les progrès de la bactériologie ont nettement démontré la nature parasitaire de la tuberculose, l'étude de son étiologie, appuyée sur de nouvelles bases, a acquis plus de précision. Il était permis de supposer que la peau pouvait donner passage aux germes de la maladie qui allaient infecter l'organisme ; les faits sont venus confirmer cette hypothèse. Nous nous proposons de réunir ici ces faits d'inoculation dont nous avons pu voir un exemple dans le service de notre maitre M. Le Dentu. Nous bornerons notre étude à l'inoculation chez l'homme, c'est dire que nous resterons exclusivement sur le terrain de la clinique. Nous étudierons l'infection d'un organisme sain par le tégument externe considéré comme porte d'entrée du bacille, laissant de côté les auto-inoculations qu'on observe sur les sujets déjà malades. Cette question de l'infection tuberculeuse soulève de nombreux problèmes ; nous n'avons pas la prétention de les résoudre, nous devrons souvent nous borner à les énoncer.

Au moment où nous commençons ce travail qui doit marquer la fin de nos études, qu'il nous soit permis d'exprimer notre reconnaissance aux maîtres qui nous ont aidé de leurs conseils ; à M. le Dr Lancereaux dont nous ne pourrons jamais oublier les savantes leçons et la grande bienveillance : à M. le Dr Després que nous remercions ici de l'intérêt et de l'affection qu'il n'a cessé de nous témoigner ; à M. le D^r Le Dentu dont nous avons eu l'honneur d'être l'interne pendant une année dont nous garderons toujours le souvenir ; à M. le Dr Desmarres, et à feu le Dr Martin-Damourette qui ont été mes premiers guides dans mes études médicales. Que nos autres maîtres dans les hôpitaux, MM. Blachez, R. Moutard-Martin, Peyrot, Bazy, M. le Professeur Richet, veuillent accepter notre reconnaissance.

Que M. le Professeur Damaschino reçoive l'expression de notre gratitude pour l'honneur qu'il nous a fait en acceptant la présidence de cette thèse.

Nous remercions M. le Dr Broca d'avoir bien voulu mettre à notre disposition les indications recueillies par lui sur le sujet qui nous occupe.

Nous nous proposons, après un chapitre consacré à l'historique, d'étudier les cas de tuberculose inoculée publiés jusqu'à ce jour ; cette étude fera le sujet de notre deuxième chapitre. Dans un troisième chapitre nous verrons à quelles formes de tuberculose cutanée peut donner lieu l'inoculation. Nous étudierons ensuite les conséquences qui en résultent au point de vue de la prophylaxie et du traitement.

CHAPITRE PREMIER

HISTORIQUE

Dans ce chapitre consacré à l'historique, nous nous proposons de montrer rapidement comment la tuberculose fut considérée d'abord comme affection de nature inflammatoire, comment ensuite furent démontrées sa spécificité puis son inoculabilité chez les animaux. Allant plus loin dans la détermination de sa nature, on en fit une maladie parasitaire dont on put démontrer l'agent, le bacille de la tuberculose. Devant ces résultats il était facile de prévoir qu'une telle maladie devait être contagieuse et inoculable à l'homme : c'est ce que la clinique est venue confirmer.

La tuberculose, isolée de la scrofulose par Bailly, a pour caractéristique anatomique le tubercule. Tandis que ce tubercule est regardé par Morton comme un produit inorganique séparé du sang par une sorte de sécrétion, Laënnec, au contraire, en fait un tissu vivant, d'une vie propre, qui, en se ramollissant après avoir été dur, ne fait qu'arriver à la mort. Laënnec, réunit la granulation miliaire et le tubercule séparés par Bayle, et affirme l'identité, niée par Chomel, des granulations des autres organes avec celles du poumon.

Broussais fait du tubercule un produit de l'inflammation ; Laënnec combat cette doctrine ; pour lui l'irrita-
tion n'est « jamais que la cause occasionnelle et son rôle
se borne à mettre en jeu la prédisposition ». Cruveilhier,
en injectant du mercure dans les bronches n'a produit,
d'après lui, que du pus et non du tubercule. Ainsi se
trouvait fait le premier pas dans la détermination de la
nature de la tuberculose, elle était rangée parmi les
affections spécifiques.

Après Laënnec, Lebert cherche le critérium anatomique du produit tuberculeux et croit le trouver dans la
présence du « corpuscule tuberculeux », tandis que
Reinhardt, considère la tuberculose comme une simple
pneumonie catarrhale, dans laquelle le poumon ne peut
se débarrasser du produit de l'inflammation.

Virchow, en 1847, ruine la spécificité du corpuscule
tuberculeux en démontrant sa présence dans les infarc-
tus artificiels ; le criterium de la tuberculose est dans la
forme et la structure du « tubercule granulation ». La
pneumonie caséeuse, séparée de la tuberculose miliaire,
rentre dans la scrofule ; la tuberculose de Laënnec, est
désormais dédoublée.

Mais Grancher et Thaon devaient bientôt apporter
aux idées de Laënnec l'appui du microscope. Grancher
montre, pour les deux formes de tuberculose, la même
origine épithéliale déjà vue par Cornil et Ranvier, la
structure identique du tubercule infiltré et de la granulation tuberculeuse. Thaon, indépendamment de toute
structure, proclame l'unité diathésique.

Wilson Fox, en Angleterre, admet cette identité entre

la matière caséeuse et la granulation, pendant qu'en Allemagne on reste fidèle aux idées de Virchow.

Bientôt l'étude histologique du tubercule allait apporter une nouvelle base aux déterminations nosologiques, et faire rentrer dans la tuberculose certaines affections, qui jusqu'alors avaient été considérées comme appartenant à la scrofule. Schüppel, en 1872, proclame l'identité des produits scrofuleux et tuberculeux catactérisés tous par la cellule géante.

Friedlander, en 1871, se fondant sur la présence du follicule tuberculeux, range parmi les tuberculoses locales, des affections comme le lupus, les gommes scrofuleuses, les adénopathies, les arthropathies.

Grancher, Brissaud admettent l'identité des produits scrofuleux et tuberculeux.

Volkmann, Lannelongue, Schuchardt et Krause, Schlegtendal étudient la tuberculose des os et les abcès froids. Nous verrons plus loin quelles recherches ont été faites à ce point de vue pour le lupus.

C'est ainsi que se trouvent créées les tuberculoses locales dont la reproduction par inoculation va permettre d'établir la nature parasitaire de la maladie. L'unité anatomique de la tuberculose était établie ; les nouvelles recherches vont permettre d'y ajouter l'unité étiologique.

Villemin présente à l'Académie, le 5 décembre 1865, les résultats positifs obtenus par l'inoculation au lapin de matière tuberculeuse. De nombreux expérimentateurs viennent ensuite confirmer, par de nouvelles inoculations les résultats déjà obtenus. Ce sont, en France, Hérard et Cornil, Lebert, Roustan, Chauveau, Parrot ; en Allemagne, Waldenburg, Bernhardt, Klebs, Gerlach ; en Angleterre, John Simon, Andrew Clark, Wilson Fox.

Dieulafoy et Krishaber, opérant sur le singe, animal plus voisin de l'homme, obtiennent les mêmes résultats.

Puis Chauveau et Pauli étudient et démontrent la transmission par les voies digestives. La contagion par le lait des vaches phthisiques est étudiée par Gerlach, Klebs, Bouley. Cohnheim fait les inoculations dans la chambre antérieure de l'œil, ce qui permet de voir évoluer sur place le tubercule. Tappeiner produit la tuberculose chez les chiens en pulvérisant dans leur niche des crachats de phthisiques.

Mais cette méthode des inoculations expérimentales ne tarda pas à soulever de nombreuses objections ; Lebert et Wyss, Burdon Sanderson, Colin, Empis, Cohnheim, Brown-Séquard reproduisirent les lésions identiques au tubercule par l'injection de matières diverses, absolument différentes, telles que des fragments cancéreux, du pus ou même des corps inertes comme la poudre de lycopode. Villemin ne produisait donc par ses inoculations qu'une inflammation vulgaire, sans spécificité, mais non pas la tuberculose.

Cette spécificité des produits inoculés, il fallait la démontrer, c'est ce que fit Hippolyte Martin faisant voir que ces produits réinoculés à leur tour, donnaient lieu à une nouvelle éruption identique à la première, et elle-même réinoculable. Ces réinoculations en série confirmaient la découverte de Villemin. Toussaint pratique à son tour ces réinoculations en série, montrant que leur énergie croît avec leur nombre.

La transmission démontrée, l'agent restait à trouver. Il s'agissait de le cultiver puis de l'inoculer ; c'est ce que firent Klebs puis Reinstadler et Max Schüller qui crurent avoir trouvé dans le monas tuberculosum le parasite cherché.

Toussaint, Eklund, Aufrecht, Baumgarten décrivaient aussi un microbe sans parvenir à le cultiver.

Enfin Koch, en 1882, établit que l'on peut trouver constamment, dans les produits tuberculeux, un parasite spécial, que ce parasite peut être cultivé et que l'inoculation du produit de culture engendre la tuberculose. Koch décrit en outre les artifices de préparation nécessaires pour constater la présence du bacille ; son procédé de coloration, modifié par Ehrlich et Weigert permit de le retrouver dans les différentes productions qu'il est permis de rattacher à la tuberculose.

Le bacille manquerait dans certains cas de tuberculose ; Malassez et Vignal ont trouvé dans ces cas des masses zoogléiques constituées par de nombreux micrococci d'une extrême finesse. Cornil et Babès ont, de même, rencontré quelquefois au lieu de bacilles, ou à côté d'eux, des grains qui se colorent comme eux.

Avec ces données précises, démontrées par l'expérimentation et la bactériologie, sur la nature parasitaire de la tuberculose il est facile aujourd'hui de la concevoir comme une affection contagieuse et inoculable chez l'homme lui-même.

Il est juste cependant de rappeler que, longtemps avant ces travaux, la contagion de la tuberculose et son inocu-

lation avaient été, sinon démontrées, du moins soup-
çonnées.

« La crainte de la contagion de la phthisie pulmonaire
était poussée à un tel point, dans les siècles qui ont pré-
cédé le nôtre, dit Andral, que Morgagni lui-même
avoue qu'il n'a jamais osé! faire que très peu d'ouvertures de corps de phthisiques, de peur, dit-il, de contrac-
ter leur maladie. »

Morgagni s'exprime en effet ainsi :

« Outre cela, apprenez le principal motif de ma briè-
veté, Valsalva, ayant couru dans sa jeunesse le danger
de devenir phthisique, comme cela a été décrit dans sa
vie, fit moins de recherches, à ce que je crois, sur les
cadavres de ceux qui furent enlevés par des maladies de
cette espèce. Quant à moi, afin de m'ouvrir à vous, j'ai
évité ces sujets à dessein, pendant que j'étais jeune, et je
les évite encore dans ma vieillesse, alors pour veiller sur
moi, aujourd'hui pour veiller sur la jeunesse studieuse
qui m'entoure, précaution dont la nécessité est peut-être
exagérée, mais qui du moins est plus sûre. Ainsi, lui
n'en a pas beaucoup disséqué et moi j'en ai à peine disséqué un seul. »

On voit par ces mots que la prudence de Morgagni ne
s'appuyait pas sur une certitude absolue de la contagiosité,
mais qu'en cas de doute il considérait néanmoins l'abs-
tention comme une précaution plus sûre. Laënnec ne se
prononce pas non plus sur la contagiosité. « Mais, dit Andral, qui pourrait affirmer qu'une maladie qui, à mesure
qu'elle avance, présente l'image d'une sorte d'infection
de toute l'économie n'est pas susceptible de se transmet-

tre, dans les cas où des contacts très rapprochés et continuels (comme, par exemple, de coucher dans un même lit) exposent un individu sain à absorber les miasmes qui se dégagent et de la muqueuse pulmonaire et de la peau des malades?... J'ai été plus d'une fois frappé de voir des femmes commencer à présenter les premiers symptômes d'une phthisie pulmonaire peu de temps après que leur mari, dont elles avaient partagé la couche jusqu'au dernier moment, avaient succombé à cette maladie. »

Pour l'inoculabilité, Laënnec en rapportant le cas de tubercule anatomique dont il fut atteint ne se prononce pas davantage. « Une inoculation directe, dit-il, peut-elle produire le développement, au moins local, de la matière tuberculeuse ? Je n'ai à cet égard qu'un seul fait ; et quoiqu'un fait unique prouve peu de chose, je crois devoir le rapporter ici :

« Il y a environ vingt ans, en examinant des vertèbres dans lesquelles s'étaient développés des tubercules, un coup de scie m'effleura légèrement l'index de la main gauche. Je ne fis d'abord aucune attention à cette égratignure. Le lendemain un peu d'érythème s'y manifesta : il s'y forma peu à peu, presque sans douleur, une petite tumeur obronde qui, au bout de huit jours, avait acquis la grosseur d'un gros noyau de cerise et paraissait située dans l'épaisseur de la peau. A cette époque, l'épiderme se fendit sur la tumeur au lieu même où avait passé la scie et laissa apercevoir un petit corps jaunâtre ferme et tout à fait semblable à un tubercule jaune cru. Je le cautérisai avec l'hydrochlorate d'antimoine déliquescent (beurre d'antimoine). Je n'éprouvai presque aucune dou-

leur et, au bout de quelques minutes, lorsque le sel eut
pénétré la totalité de la tumeur, je la détachai en entier
par une pression légère. L'action du caustique l'avait
ramollie au point de la rendre tout à fait semblable à un
tubercule ramolli et de consistance friable. La place
qu'elle avait occupée formait une espèce de petit kyste
dont les parois étaient gris de perle, légèrement demi-
transparentes et sans aucune rougeur. Je la cautérisai
de nouveau ; la cicatrice se fit promptement et je n'ai
jamais senti aucune suite de cet accident. » Vingt
ans après Laënnec mourait tuberculeux ; faut-il admettre entre les deux faits une relation de cause à effet ?
En admettant la nature tuberculeuse de la lésion du
doigt, ce qui est rationnel avec les connaissances actuelles
sur le tubercule anatomique, nous croyons cependant
qu'un intervalle de vingt ans entre la lésion locale et les
manifestations générales permet d'élever quelques dou-
tes à ce sujet.

A côté de cette observation clinique, il faut noter
quelques tentatives d'expérimentation. Alibert, en dépo-
sant sur la peau dénudée des parcelles de tubercule, pro-
duisit cinq fois de petites élevures dures, rugueuses,
à aspect tuberculeux ; peut-être s'agit-il là de véritables
tuberculoses de la peau. Hébréard, Guersant, Riche-
rand tentent sans succès des inoculations chez les animaux. Lepelletier (de la Sarthe) s'inocule sans résultat
la sérosité d'un vésicatoire appliqué chez un enfant
phthisique. Goodlad et Lespiau ne souffrent nullement
d'une semblable opération pratiquée sur eux-mêmes.
Kortum, en 1789, avait injecté à un enfant, heureuse-

ment sans résultat, la sérosité d'ulcérations scrofuleuses.
De tous ces résultats négatifs fallait-il conclure à l'innocuité de ces inoculations? « Tout cela prouve unique-
ment, dit Schmitt, que le tubercule est moins facilement
inoculable que d'autres produits infectieux, qu'il exige
un contact plus prolongé avec les tissus, qu'il demande
un certain état de réceptivité ; en un mot qu'il faut, pour
que l'inoculation réussisse, certaines conditions de milieu qui n'étaient pas réalisées dans les cas indiqués. »

Citons enfin une expérience d'inoculation relativement récente pratiquée sur l'homme. En 1874, Demet,
Paraskova, Zablonis de Syria (en Grèce) ont inoculé la
tuberculose à un homme de 55 ans. Le malade, atteint
de gangrène du gros orteil du pied gauche par oblitération de l'artère fémorale, était moribond. Les médecins
inoculèrent des crachats de phthisique à la partie supé-
rieure de la jambe droite. Jusque-là les poumons, examinés avec le plus grand soin, avaient paru absolument
sains. Trois semaines après, on percevait au sommet
droit les signes d'une induration commençante. Le
trente-huitième jour après l'inoculation, le malade mourut de la gangrène ; à l'autopsie, on trouva au sommet
du poumon droit dix-sept petits tubercules du volume
d'un grain de moutarde à celui d'une lentille. Il y avait
deux tubercules semblables au sommet gauche, deux
autres à la face convexe du foie. Le nombre limité des
tubercules, leur état embryonnaire semblaient être, aux
yeux des auteurs de l'expérience, en rapport avec le
temps écoulé depuis l'inoculation.

On comprend que les médecins n'aient pas suivi l'exemple de ces derniers expérimentateurs. Mais des observations cliniques précises acquérant la valeur de véritables expériences, sont venues depuis peu, nous éclairer sur les portes d'entrée des bacilles de la tuberculose et démontrer notamment la possibilité de son introduction par la peau.

A la suite des observations de M. Verneuil, de Tscherning, d'autres se produisirent, MM. Verchère, Hanot, Merklen, Martin du Magny, Raymond, consacrèrent quelques travaux à leur étude et en ajoutèrent de nouvelles. En même temps des cas analogues étaient observés à l'étranger.

C'est l'étude des observations publiées jusqu'à ce jour que nous nous proposons de faire, dans le chapitre suivant, aux divers points de vue de l'étiologie, de la marche, et des complications.

CHAPITRE II

CAS OBSERVÉS DE TUBERCULOSE INOCULÉE

*Étiologie. — Incubation. — Manifestations. — Marche.
Complications. — Tuberculose expérimentale.*

Parmi les observations que nous reproduisons à la fin
de notre thèse et qui ont été publiées comme cas de tuberculose inoculée, toutes ne se présentent pas avec le
même caractère de certitude au point de vue étiologique.
Il en est cependant qui nous paraissent devoir entraîner
la conviction, et démontrer la possibilité de cette inoculation.

Il en est d'autres moins précises mais que, par leur
analogie symptomatique, nous nous croyons autorisé à
rapprocher des premières.

Dans le cas de Tscherning (Obs. IV) nous voyons une
femme de 24 ans, sans aucun antécédent héréditaire,
jouissant d'une parfaite santé, se faire au doigt une plaie
en cassant un crachoir plein des crachats d'un tuberculeux avéré; un panaris se produit qui ne guérit pas et
donne lieu à une synovite de la gaine des fléchisseurs
dont la nature tuberculeuse est nettement démontrée ;
l'examen histologique y découvre en effet la présence de
granulations élémentaires et de bacilles. La santé géné-

rale d'ailleurs est parfaite. Évidemment on ne peut pas voir dans ce cas le fait d'une simple coïncidence.

Dans le fait communiqué, en 1884, à l'Académie de médecine par M. Verneuil, il s'agit d'un étudiant qui se pique en faisant des autopsies, qui voit se développer un tubercule anatomique rebelle à tout traitement, puis un abcès du dos de la main présentant l'aspect des abcès tuberculeux ; le doigt est amputé. Plus tard, le malade est pris d'un mal de Pott.

Dans le cas de M. Merklen (Obs. V), une femme de 26 ans, jusque-là bien portante, sans antécédents, lave le linge, nettoie les crachoirs de son mari tuberculeux à la dernière période. Quelque temps après, elle voit apparaître aux doigts des boutons rouges qui s'accroissent en revêtant le caractère du tubercule anatomique. Des nodosités se développent de proche en proche, reliées par des traînées de lymphangite nodulaire ; les ganglions correspondants de l'aisselle sont infectés. La nature tuberculeuse des noyaux est démontrée par l'examen bacillaire.

L'observation de Karg (Obs. VI), semble calquée sur la précédente ; on y trouve un tubercule anatomique initial, la lymphangite avec abcès nodulaires, l'adénite, toutes lésions dont la nature tuberculeuse est nettement démontrée par l'examen histologique et bacillaire. Le sujet est sans aucun antécédent, il est garçon d'amphi-théâtre et a par conséquent bien des chances pour avoir été au contact de cadavres tuberculeux ; c'est le seul point que l'observation ne précise pas.

L'observation de Raymond (Obs. XX), nous montre

un sujet sain, sans antécédents héréditaires ni personnels de scrofule ou de tuberculose. Ayant au doigt une plaie produite par une épine de ronce, il continue cependant à nettoyer les crachoirs et les mouchoirs de sa femme qui doit mourir trois semaines après de tuberculose. La plaie ne se ferme pas, un petit bouton recouvert d'une croûte et contenant du pus s'y développe, il s'agrandit par adjonction périphérique de nouveaux boutons pour donner lieu à la formation d'un placard large comme une pièce de cinq francs et en tout analogue à ce qui est décrit sous le nom de tuberculose verruqueuse de la peau. L'examen histologique démontre formellement la nature tuberculeuse de la lésion. L'inoculation, dans ce cas n'est pas douteuse.

Un autre malade de M. Raymond (Obs. XXI), porte la même lésion au pouce ; il est de bonne santé, sa femme est tuberculeuse. Quoique la plaie, la manière dont le virus a été transporté sur elle, ne soient pas mentionnées ; dans des circonstances aussi analogues n'est-on pas en droit d'admettre une étiologie identique.

A la suite d'une morsure à la main par un sujet tuberculeux (Obs. XXIII de Verchère), une femme bien portante voit se développer une lésion semblable à la précédente, un tubercule anatomique ; malheureusement l'examen n'a pu en être fait. On peut cependant, par analogie, admettre la nature tuberculeuse de l'affection inoculée.

La malade que nous avons observée (Obs. XXX) est une femme de ménage, vigoureuse, de 37 ans, sans aucun antécédent de scrofule, ni de tuberculose, sans prédisposition héréditaire. Son mari est tuberculeux, crache beaucoup, a une fistule à l'anus dont la suppuration souille ses chemises. Sa femme lave les mouchoirs et les chemises. Elle voit se développer sur les mains des pustules, puis une plaque nodulaire violacée, rugueuse, enfin un trajet lymphangitique moniliforme avec quelques noyaux plus volumineux, les uns durs, les autres ramollis, fluctuants, suivant leur âge et dans lesquels le microscope démontre la présence de bacilles.

La santé générale est toujours restée intacte.

Enfin il est toute une série de faits qui peuvent être considérés comme de véritables expériences ; ce sont les cas de tuberculose inoculée à des enfants par la plaie de la circoncision. Il est d'usage, paraît-il, dans certains pays, d'arrêter l'hémorrhagie par la succion. Lehmann a vu un rabbin tuberculeux infecter ainsi dix enfants dans la même ville, pendant que neuf autres, circoncis à la même époque, étaient restés sains ; or ces neuf autres enfants avaient été opérés par d'autres ou bien, ayant été opérés par le rabbin tuberculeux, la succion avait été pratiquée par un aide. Elsenberg (Obs. X), Hofmokl (Obs. XI), Eve (Obs. XXIX), ont publié également des faits de ce genre.

Des affections à marche aussi semblable, chez des sujets non prédisposés, dont le diagnostic, dans la plupart des cas, a été confirmé par l'examen histologique, et consécutives à une plaie mise en contact avec des produits tuberculeux ne reconnaissent évidemment d'autre cause que cette infection locale. Nous allons voir dans quelles circonstances cette inoculation a été observée

Étiologie. — En prenant tous les faits de tuberculose inoculée publiés par les auteurs, il est facile de voir que les personnes les plus exposées à cet accident sont celles qui approchent les malades ou les cadavres ; les médecins qui pratiquent les autopsies (Verneuil, Verchère), les garçons d'amphithéâtre (Karg), les personnes qui s'occupent des tuberculeux soit en lavant leurs crachoirs ou les mouchoirs imprégnés de leurs crachats (Tscherning, Merklen, Raymond), soit en les soignant comme infirmiers (Axel Holst), soit par simple cohabitation (Wahl, Fleur, Demme), enfin celles qui manipulent des substances malpropres (Hanot). Ce sont là autant d'inoculations pour ainsi dire professionnelles.

Il est d'autres inoculations accidentelles, comme par exemple, celles qui résultent de la circoncision. Wahl et Demme signalent en outre, chacun un cas d'infection tuberculeuse déterminée chez l'enfant par une servante portant un lupus ulcéré. Pour Kœnig, un cas de tuberculose locale des parois abdominales aurait eu pour cause des piqûres faites avec une seringue de Pravaz ayant servi chez un tuberculeux. Czerny rapporte un cas de tuberculose à l'application sur une brûlure de greffes provenant d'un membre amputé pour une tumeur blanche.

Enfin Wahl voit dans le lavage d'un eczéma avec du lait cru de vache tuberculeuse, la cause possible d'un cas de tumeur blanche du genou.

Sans nous prononcer sur la valeur de tous ces faits, nous les signalons au moins comme possibles et devant donner lieu à de nouvelles recherches.

L'inoculation se fait au niveau d'une plaie produite par

l'instrument qui porte le virus, plaie par un crachoir, plaie au moment d'une autopsie, plaie par une morsure de tuberculeux ; ou bien c'est une plaie antérieure non pansée ou ulcérée qui est infectée comme dans le cas de Raymond, ou une plaie par épine de ronce a été l'origine d'un tubercule anatomique ; dans cette catégorie doivent rentrer les plaies de la circoncision.

Middeldorpf parle d'un cas, peu concluant d'ailleurs, où une plaie articulaire du genou aurait servi de porte d'entrée au bacille qui a produit la tumeur blanche. La plaie d'un moignon non encore cicatrisée aurait été infectée d'après Wahl par une servante portant un lupus du nez ; la plaie ombilicale l'aurait été par une mère phthisique, et l'enfant serait mort de péritonite tuberculeuse.

Enfin deux brûlures (Czerny), ou des eczémas (Wahl, Demme), auraient pu être l'origine de la tuberculose. Ajoutons que dans d'autres cas, chez la malade de Merklen, chez un malade de Raymond, chez notre malade, la plaie n'a pas existé, ou bien elle n'a pas été remarquée, ce qui semble indiquer qu'ell a dû être au moins petite et que, par conséquent, une large ou profonde solution de continuité n'est pas nécessaire pour rendre possible l'absorption du virus déposé à sa surface.

Nous ne voyons ni dans l'âge, ni dans les antécédents des sujets rien qui puisse expliquer leur moindre résistance. Leser parle de l'infection plus facile des blessures dans lesquelles l'énergie du pouvoir cicatrisant réparateur est devenue moindre, des individus affaiblis, dont la vitalité est diminuée. Peut-être ces conditions influeront-elles sur la marche ultérieure de l'affection.

Dans un cas de Raymond nous voyons seulement signalé l'alcoolisme, dans le cas de Merklen le surmenage qui pourraient être invoqués comme causes adjuvantes.

Au point de vue du siège des lésions, la main est le plus fréquemment atteinte, plus souvent la main gauche, surtout au niveau des doigts, le pouce et l'index en premier lieu. On comprend cette prédilection pour une partie du corps qui est découverte, est le siège de nombreuses excoriations, et nous sert à saisir tant d'objets propres ou malpropres. Toutes les régions du corps atteintes d'une solution de continuité peuvent d'ailleurs être infectées, pour peu que le virus soit amené à leur contact.

Incubation. — L'inoculation faite, un certain temps s'écoule avant toute manifestation ; c'est une période d'incubation de durée variable, pendant laquelle la plaie, qui a servi de porte d'entrée, se cicatrise comme une plaie simple, ou bien persiste sans revêtir de caractère particulier. Le premier cas est réalisé dans l'observation de Eve (Obs. XXIX), à la suite d'une circoncision, la plaie se cicatrise comme à l'ordinaire, puis se rouvre plus tard pour donner lieu à une ulcération tuberculeuse. Le second cas paraît le plus fréquent, la plaie ne guérit pas puis s'agrandit. Dans les observations où la durée de l'incubation a été notée on voit, comme dans l'observation de M. Verneuil, une papule se développer quatre ou cinq jours après la plaie. Dans le cas de Tscherning, c'est quatorze jours après qu'un panaris se développe. Dans l'observation de Raymond c'est quinze jours après que l'excoriation commence à s'agrandir et se recouvre d'une croûtelle. Chez notre malade c'est un mois après la mort de son mari qu'apparaît le premier bouton. Chez la malade de M. Merklen c'est deux mois après la mort de son mari également. Dans les cas de circoncision, Lehmann à vu la plaie s'ulcérer en général après dix jours. Dans le cas de Eve c'est six semaines seulement après l'opération que la plaie s'est rouverte. On voit donc que rien n'est plus variable, les dates extrêmes étant quatre jours et deux mois ; il est à remarquer cependant que l'affection n'a guère revêtu un caractère particulier qu'après huit ou quinze jours. Le début le plus souvent a lieu par un petit bouton rouge, une papule surmontée d'un point blanc qui s'ouvre, donne lieu à l'écoulement d'une gouttelette de pus séreux puis se recouvre d'une croûtelle jaunâtre. Généralement à ce premier bouton blanc viennent s'en ajouter d'autres qui se développent à la périphérie, se fusionnent, en s'accroissant, avec le premier, et arrivent ainsi à constituer une lésion plus étendue.

Dans d'autres cas le début a lieu par un panaris ou par un abcès ; ou bien la plaie se met à suppurer, s'ulcère et se recouvre d'une croûte grisâtre.

Manifestations. — A la période d'état, la lésion revêt le plus souvent la forme du tubercule anatomique. Chez le médecin observé par M. Verneuil, celui-ci compare la lésion à un papillome ; dans le cas qu'il observa sur lui-même, il constata un bouton qui s'indura, se fendilla, prit un aspect papilliforme.

Des deux malades observés par M. Verchère, le premier porte un tubercule anatomique, l'autre une tumeur aplatie, circonscrite, du volume d'une fève, rouge, rénitente, modérément douloureuse à la pression, à surface recouverte de rugosités dures, cornées, fendillées. Chez la malade de Merklen, c'est un placard verruqueux, saignant et douloureux sous l'influence des frottements et des chocs, violacé, squameux. Sous la squame la surface est mamelonnée, papillomateuse ; l'infiltration dermique sous-jacente donne la sentation d'une tumeur étalée. Karg constate sans plus de détails un tubercule anatomique.

Raymond décrit ainsi la lésion : chez les deux pre ..ers malades c'est une plaque arrondie, rouge érythémateuse, de la dimension d'une pièce de cinq francs ; la surface est recouverte d'une croûte sèche autour de laquelle on voit une zone périphérique, rouge vif, large de deux centimètres, avec lamelles épidermiques, foliacées fines à la surface. Sous la croûte centrale on trouve une surface papillomateuse laissant sourdre par la pression des gouttelettes de pus comme par une écumoire. Chez l'autre c'est une surface verruqueuse large comme une pièce de un franc, gris sale ; une couche épidermique dure, épaisse, saillante, rugueuse et fissurée la recouvre ; la surface du derme est rose ; il n'y a pas de halo inflammatoire ; la tumeur est le siège de démangeaisons, de picotements, de douleur à la pression.

Chez notre malade, c'était un épaississement dermique nodulaire, du volume d'une noisette, mobile, indolent, gris violacé, avec dépressions cupuliformes cicatricielles. Tscherning signale une induration douloureuse, avec œdème local, persistante qu'il dut traiter par le raclage. Toutes ces lésions se développent avec la plus grande lenteur ; dans le cas de Verchère et de Raymond, elles dataient d'un an, dans le nôtre de onze mois. Elles sont tenaces, présentent peu de réaction inflammatoire, sont peu douloureuses en général, ce qui explique que des malades aient attendu aussi longtemps pour les faire traiter. Telle paraît être la forme la plus fréquente de l'inoculation. Ajoutons cependant que, dans le cas d'Axel Holst, le premier phénomène est un abcès qui ne se cicatrise pas, dans le cas de Leser, une plaie du pouce qui s'étend. Dans les cas de circonsision, nous trouvons notées des ulcérations à enduit grisâtres extensives, ou bien une ulcération recouverte d'un exsudat jaunâtre avec infiltration des tissus sous-jacents, production d'un noyau induré du volume d'un pois au niveau du frein et douleur intense. Enfin une ulcération serpigineuse, avec tous les caractères de l'ulcération tuberculeuse, se retrouve dans l'observation de Hanot.

Marche. — Tout peut se borner au phénomène initial, soit qu'il y ait guérison spontanée, soit qu'un traitement rationnel ait été appliqué à temps. Dans les cas moins heureux, l'affection se propage et la voie la plus fréquente semble être celle des lymphatiques. Une lymphangite prend naissance au point inoculé ; c'est une lymphangite spéciale, à marche lente, avec développement sur son trajet de nodosités qui ne sont autres que des gommes tuberculeuses de volume variable ; le trajet des lymphatiques se dessine par une traînée saillante appréciable à la vue, plus sensible au toucher, moniliforme ; la peau qui les recouvre conserve sa coloration ou prend une teinte rosée. Les grains moniliformes des lymphatiques, en grossissant, donnent lieu aux gommes qu'on rencontre de loin en loin sur leur trajet. Ces gommes, d'abord petites, dures, indolentes, bien limitées, mobiles, nettement sous-cutanées, grossissent, s'empâtent, se ramollissent; la peau qui les recouvre, d'abord indépendante, fait corps avec la tumeur, elle devient violacée, livide, s'amincit en même temps que la gomme devient fluctuante, puis s'ouvre pour laisser évacuer un pus ténu, grumeleux, mal lié ; ainsi se trouvent formés de petits abcès entourés de granulations fongueuses, à cavité anfractueuse, dont l'orifice est limité par la peau violacée, amincie, déchiquetée. Ces lésions se trouvent à tous les stades de leur évolution sur le même sujet, souvent rangées en ligne, ce qui atteste leur origine lymphangitique. Telle est la description qui résulte de la lecture de trois observations qui se présentent avec une allure identique, celle de Merklen, celle de Karg et la nôtre. Dans le cas de Merklen le bras avait été atteint, un mois après le début du tubercule initial; dans le cas de Karg c'est au bout de plusieurs années qu'on constate ces lésions ; dans notre observation c'est quinze jours après le premier bouton que survient la première gomme : la dernière est survenue trois semaines avant l'entrée de la malade à l'hôpital et, onze mois après l'accident initial, cette dernière gomme, la plus élevée, n'est encore qu'au niveau de l'apophyse styloïde du cubitus. Ce fait témoigne d'une grande lenteur dans l'envahissement. Il est encore plus lent dans l'observation de Verneuil qui, trois ans après le début, trouve un abcès de nature tuberculeuse au niveau du dos de la main ; peut-être cet abcès résultait-il également d'une propagation par les lymphatiques. Dans l'obsrvation de Leser, c'est un an et demi après la coupure que se développe un petit abcès nodulaire au niveau de l'avant-bras, sur le trajet des lymphatiques du pouce qui a été blessé.

Mais la voie lymphatique n'est pas la seule qui ait été suivie. L'observation de Tscherning nous en montre une autre. Là nous voyons un panaris qui n'a pas suppuré et a laissé après lui une induration persistante ; quelque temps après la flexion devient difficile et on constate un empâtement le long de la gaine tendineuse du fléchisseur ; c'est une synovite dont la nature tuberculeuse a été démontrée histologiquement après l'opération. C'est là un exemple de transmission par continuité le long de la gaine des fléchisseurs. Dans l'observation de Martin du Magny des fongosités se propagent du pouce à l'éminence thénar, à l'auriculaire puis au poignet et nécessitent successivement l'amputation de l'avant-bras et du bras dont les moignons deviennent fistuleux, il y a probablement là propagation par les gaines tendineuses comme M. Verneuil en admet la possibilité pour la tuberculisation des moignons d'amputation. Malheureusement, dans cette dernière observation le diagnostic ne s'appuie que sur l'aspect fongueux des fistules et l'étiologie n'est pas plus précise.

Avec ces lésions d'origine infectieuse, portant en général sur les lymphatiques, il fallait s'attendre à trouver les ganglions correspondants atteints d'une adénite de même nature ; c'est en effet ce que nous voyons mentionné dans la plupart des observations. Les ganglions pris correspondent nettement à la région primitivement envahie. Dans les cas où la main a servi de porte d'entrée, c'est dans l'aisselle qu'on les trouve le plus souvent. Cependant les ganglions sus-épitrochléens peuvent être pris soit seuls, comme dans le cas de Raymond, où on trouve à cet endroit deux ganglions durs roulant sous le doigt, soit en même temps que ceux de l'aisselle comme dans le cas de Tscherning. Dans l'aisselle, un ou plusieurs ganglions peuvent être pris ; ils revêtent alors les caractères de l'adénite tuberculeuse, ils sont durs, gros, indolents. Dans les inoculations au niveau de la verge par circoncision, l'adénite n'a jamais manqué ; elle s'est montrée au niveau de l'aine, occupant à la fois les deux côtés ; les tumeurs formées à ce niveau étaient volumineuses, acquérant ainsi une importance prédominante sur la lésion initiale ; dans les cas où le traitement n'a pas été institué à temps on les a vues s'abcéder puis donner lieu à une ulcération. Dans deux cas où la date de leur début a été notée on les a vues apparaître six semaines après l'opération chez le malade de Eve, deux mois chez le malade d'Elsenberg. Cet envahissement peut d'ailleurs être assez tardif car dans le cas que nous avons observé, où la lymphangite était nettement développée, on ne trouvait encore aucun ganglion ni épitrochléen, ni axillaire après onze mois de l'affection.

Pas de ganglion non plus dans le cas de M. Verneuil malgré la longue durée de l'affection et malgré l'abcès du dos de la main. A plus forte raison ne doit-on rien trouver dans les cas où le mal se borne au tubercule initial comme dans la seconde observation de M. Raymond et celle de M. Verchère; ici, en effet, il n'y a pas trace de lymphangite un an après le début dans un cas, deux ans dans l'autre.

Ajoutons que la lymphangite tuberculeuse nodulaire n'est pas un intermédiaire nécessaire entre la lésion initiale et le ganglion; nous la voyons en effet manquer dans les cas de M. Raymond, d'Axel Holst, enfin dans le cas de Tscherning où nous ne trouvons que deux choses, l'adénite et la synovite tuberculeuse des fléchisseurs du doigt.

Complications. — Les ganglions paraissent jouer par rapport à l'infection le rôle d'une barrière au niveau de laquelle tout envahissement s'arrête au moins pour un moment; la barrière en effet n'est pas infranchissable car nous voyons, malgré ces adénites, se développer des complications diverses reconnaissant la même origine tuberculeuse. Parmi ces complications nous devons ranger l'abcès ossifluent qui se développe chez le malade de M. Verneuil; l'abcès froid au niveau du sternum, l'abcès froid rétro-mammaire qui sont mentionnés dans les observations de M. Martin du Magny et de Leser. Un abcès mastoïdien développé chez l'enfant circoncis d'Elsenberg n'a probablement pas d'autre origine que l'infection tuberculeuse. Des suppurations multiples, la méningite tuberculeuse ont amené la mort chez six des malades de Lehmann. Enfin la tuberculose pulmonnaire peut être la conséquence ultime de l'invasion du bacille. Chez la malade de M. Merklen nous voyons des signes d'infiltration se manifester aux deux sommets, principalement au sommet gauche ; c'était aussi le côté qui présentait le plus grand nombre de lésions cutanées. Malgré ce début d'infiltration, sauf un léger amaigrissement, la santé était restée bonne, il n'y avait encore ni toux, ni hémoptysie, ni sueurs nocturnes plusieurs mois après l'inoculation.

Chez le malade de M. Martin du Magny on voit nettement se développer la tuberculose pulmonaire, le sommet est pris, il y a amaigrissement et sueurs nocturnes, mais tout cela survient après des suppurations prolongées, après plusieurs opérations et plusieurs séjours dans les salles d'hôpital, de sorte que l'origine en est discutable.

Chez le malade présenté par M. Hanot comme un cas probable d'inoculation tuberculeuse, c'est quatorze mois après le début de l'ulcération cutanée qu'a commencé la toux ; trois mois plus tard il a cessé de travailler ; l'autopsie a montré une tuberculose pulmonaire surtout prononcée au sommet gauche, côté de l'inoculation, avec adénopathie trachéo-bronchique.

Une marche plus rapide aurait été vue ; le malade de M. Verchère avait, quatre ou cinq mois après le début, le facies nettement tuberculeux ; la malade de M. Fleur mourait cinq mois et demi après la plaie qui fut considérée comme la porte d'entrée du mal. Une telle rapidité est exceptionnelle et pourrait faire mettre en doute l'état de santé antérieur à la blessure.

Une telle gravité n'est pas de règle en effet dans la tuberculose inoculée ; au moins quand le siège de l'inoculation est à la main, ce qui paraît le cas le plus fréquent. Nous avons vu la lenteur avec laquelle se sont développés les noyaux lymphangitiques ; c'est ce qui explique qu'une intervention chirurgicale ait pu avoir lieu à temps et amener la guérison, comme nous le voyons dans les cas de Tscherning, de Karg, dans les cas de Raymond dans celui de Leser et dans le nôtre.

Tuberculose expérimentale. — Si nous considérons les cas les plus fréquemment observés nous pouvons résumer ainsi la marche habituelle de la tuberculose inoculée. Après l'inoculation on voit une période silencieuse d'incubation d'une durée variable ; puis une lésion locale se produit, débutant en général sous forme pustuleuse et s'étendant sur place. En même temps, mais d'une façon toujours lente, l'envahissement se fait, le plus souvent par les lympathiques, et les ganglions correspondants sont pris. Après un temps d'arrêt au niveau du ganglion, qui joue ici le rôle de barrière, des phénomènes d'infection générale se manifestent. Telle est la marche d'une tuberculose évoluant librement jusqu'à la fin. Mais indépendamment de tout traitement, l'évolution peut s'arrêter à ses différents stades. Cette marche habituelle de la tuberculose chez l'homme, nous la retrouvons exactement dans la tuberculose expérimentale : « Si, dit Villemin, l'on fait à l'oreille d'un lapin, a l'aine ou a l'aisselle d'un chien, sur une étroite surface préalablement rasée, une plaie sous-cutanée si petite, si peu profonde qu'elle ne donne pas la moindre gouttelette de sang, et qu'on y insinue, de manière qu'elle ne puisse s'en échapper, une parcelle, grosse comme une tête d'épingle, de matière tuberculeuse, prise sur l'homme, sur la vache ou sur un lapin déjà rendu tuberculeux ; si d'autre part, avec une seringue de Pravaz, on instille sous la peau d'un animal quelques gouttes de crachat d'un phthisique, rendues plus liquides par leur mélange avec un peu d'eau, voici ce qu'on observe : le lendemain de l'opéra·tion, la palpation la plus attentive ne perçoit plus aucune trace de la matière inoculée, les bords de la plaie sont agglutinés. Puis au bout de quatre à cinq jours au plus, il se produit une légère tuméfaction accompagnée parfois de rougeur et de chaleur, et l'on assiste au développement progressif d'un tubercule local, qui varie depuis la grosseur d'un grain de chènevis jusqu'à celle d'une aveline... Les ganglions lymphatiques en communication avec la plaie d'inoculation se tuméfient assez souvent, se parsèment de granulations, de nodules tuberculeux, et aboutissent même quelquefois à une transformation caséeuse complète. » Puis la généralisation se fait.

Donc : incubation, phénomènes locaux, adénite précédant la poussée tuberculeuse généralisée, tout se retrouve dans cette description de la tuberculose expérimentale comme nous l'avons vu dans la tuberculose humaine. Les mêmes particularités se montrent à la suite des inoculations pratiquées par Colin sur le lapin.

L.											3

« Colin inocule deux lapins au flanc, par trois piqûres, avec du tubercule recueilli immédiatement après la mort sur un autre lapin tuberculeux. Pendant la première semaine, les piqûres sont restées fermées, sèches, sans élevure sensible, sauf chez l'un d'eux qui avait reçu une plus grande quantité de matière tuberculeuse.

« Dès la deuxième semaine, une réaction locale a commencé. Trois élevures distinctes, rougeâtres au centre, un peu sensibles, se sont dessinées sous les dimensions d'un grain de café.

« A la quatrième semaine, elles sont ulcérées au centre, en prenant le volume d'une petite aveline. La matière qui s'en échappe est caséeuse, blanche, bien liée, sans odeur putride.

« Un peu plus tard, les trois tumeurs en s'étendant sont devenues confluentes ; les trois ouvertures creusées à l'emporte-pièce, présentaient plus d'un demi-centimètre de diamètre. La plus légère pression en faisait sortir la matière caséeuse. Un bubon ferme, insensible, paraissait au pli de la cuisse, et une corde noueuse, du volume d'un tuyau de plume, le reliait au foyer caséeux. Jusqu'à la fin de la sixième semaine, les effets de l'inoculation parurent purement locaux. » Puis les accidents généraux se montrèrent. Nous voyons en outre ici la lymphangite sous forme d'une corde noueuse, du volume d'un tuyau de plume telle que nous l'avons vue chez plusieurs malades.

Nous avons ici l'évolution complète, jusqu'à la généralisation ; mais chez l'animal comme chez l'homme tout peut se borner aux premiers stades et la guérison survenir spontanément ; c'est ce que nous apprend Schmitt dans sa thèse sur la tuberculose expérimentale. Parfois, dit-il, la seconde moitié du processus, la phase de généralisation, manque et tout se borne au développement des lésions locales. Les plaies d'inoculation, après s'être fermées pendant quelques jours, se rouvrent, s'ulcèrent ; il se produit à leur niveau une tumeur d'un volume plus ou moins considérable, qui se ramollit, laisse échapper une matière caséeuse plus ou moins abondante. Un ou deux ganglions rattachés au lieu d'inoculation se prennent, augmentent de volume, deviennent douloureux ou même ne semblent le siège d'aucune douleur ; pendant ce temps les animaux ne présentent aucune manifestation générale morbide ; puis, après quelques jours, quelques semaines même, les ganglions diminuent, la suppuration se tarit, la plaie se ferme, il ne reste à ce niveau qu'une induration fibro-cartilagineuse qui peut persister indéfiniment, ou disparaître à la longue, ou encore se charger de sels calcaires, et les viscères restent absolument intacts.

Comme dans la morve ou dans la syphilis il y a dans la tuberculose expérimentale un stade d'incubation, un stade de manifestations locales avec production d'un chancre tuberculeux, qu'on nous permette cette expression, et de l'adénopathie concomitante. Et tous les accidents peuvent se borner là ; ou bien, l'infection se généralisant, elle se propage à d'autres systèmes et peut arriver finalement à envahir tous les organes. »

CHATITRE III

FORMES DE LA TUBERCULOSE INOCULÉE

Tubercule anatomique. — Gommes tuberculeuses. — Ulcé-
rations tuberculeuses. — Lupus. — Pronostic.

La tuberculose de la peau peut se manifester, d'après
MM. Lailler et Mathieu, sous trois formes qui sont :
les scrofulomes cutanés, le lupus et les ulcérations proprement dites à côté desquelles ils rangent la forme papillomateuse. Cette dernière forme, décrite par M. Vidal
sous le nom de lupus scléreux, par Rielh et Paltauf
sous le nom de tuberculose verruqueuse, est rapprochée
par ces derniers du tubercule anatomique. On peut voir,
dans le chapitre précédent, que c'est la forme la plus fréquente du début de la tuberculose inoculée.

Tubercule anatomique. — Le tubercule anatomique
était déjà regardé depuis longtemps par MM. Besnier
et Vidal comme étant de nature tuberculeuse. M. Vidal
s'exprime en effet ainsi dans un travail publié en 1883,
dans les Annales de dermatologie, sur le lupus scléreux.

« Le tubercule anatomique se développe sur les mains

de ceux qui se piquent en pratiquant l'autopsie de sujets morts de tuberculose. Il y a d'abord une inoculation par piqûre anatomique, puis une petite ulcération qui persiste un certain temps, devient peu à peu papillomateuse, ensuite reste stationnaire ou s'agrandit lentement tout en conservant sur toute son étendue un aspect verruqueux. Ces commémoratifs permettront toujours de reconnaître cette affection qui me paraît être un tuberculome fibreux. »

M. Besnier soutenait la même opinion dans son enseignement. M. Verneuil s'est rallié à cette idée.

L'affection décrite par Rielh et qui lui est analogue, siège, sous forme de placards arrondis ou ovalaires, à la face dorsale de la main, aux doigts, près de leur racine ou dans leurs interstices, rarement à la face palmaire, quelquefois au poignet. On constate à leur périphérie un liséré érythémateux disparaissant sous la pression du doigt, sans saillie bien appréciable ; à ce niveau la peau est lisse, quelquefois brillante ; les orifices glandulaires y sont nettement distincts. Dans la zone avoisinante, on remarque de petites pustules très superficielles ou bien des croûtelles arrondies et des squames, vestiges des pustules. Ici la peau est d'un brun livide et reste jaunâtre sous la pression du doigt ; elle est le siège d'une légère infiltration. A mesure que l'on se rapproche du centre, les altérations sont plus prononcées. En effet une troisième zone se caractérise par sa saillie (de 2 à 5 millimètres au-dessus du niveau de la peau), sa surface irrégulière et ses excroissances papillomateuses, qui sont d'autant plus proéminentes qu'on se rapproche de la région centrale ; elles peuvent alors mesurer 5 à 7 millimètres. Elles sont d'ailleurs recouvertes de croûtes constituées par des lamelles d'épithélium corné, croûtes qui dissimulent la teinte livide de la peau. Dans l'intervalle des papillomes se voient des rhagades, des érosions et des pustules ; aussi la pression fait-elle sourdre comme d'une écumoire de petites gouttelettes de pus. Dans ce stade de la lésion, les orifices glandulaires et les follicules pileux ne sont plus perceptibles. Çà et là on peut retrouver un poil lanugineux qui se laisse facilement arracher.

Plus tard l'affection rétrocède, les papillomes disparaissent, laissant à leur place une cicatrice squameuse, mince et superficielle, surtout remarquable par son aspect criblé ou réticulé. La lésion est peu douloureuse, elle ne donne lieu à aucune complication. Elle se montre chez des sujets vigoureux que leurs occupations mettent en contact avec les animaux domestiques ou les substances animales (cuisiniers, bouchers, cochers, charrons, filles d'écurie, filles de cuisine). Le placard est unique ou il en existe plusieurs, mais en petit nombre.

La lésion décrite ainsi par Rielh et Paltauf, se retrouve, avec tous ses caractères, dans le mode de début mentionné pour la plupart de nos observations. Les auteurs, comparant cette tuberculose verruqueuse et le tubercule anatomique, ne cherchent pas à les distinguer et se bornent à mentionner leur ressemblance, sans cependant conclure catégoriquement à leur identité. M. Merklen, pense au contraire qu'il s'agit d'une seule et même affection. Rielh et Paltauf tendent du reste à en faire une tuberculose par inoculation comme le tubercule anatomique lui-même.

Ils décrivent sa structure, ainsi que celle d'un tubercule anatomique enlevé à leur collègue Kolisko et la trouvent identique dans les deux cas.

La couche cornée, disent-ils, présente une épaisseur exagérée au niveau des excroissances papillomateuses, et se compose d'une série de lamelles irrégulières. Au sommet des verrucosités, les lamelles rappellent la disposition observée dans l'ichthyose hystrix; à leur base se trouvent des dépressions ou cryptes remplies d'épithélium corné. Entre les couches d'épiderme corné on voit un exsudat desséché avec quelques noyaux encore colorés et des détritus kératinisés. Le stratum lucidum et le stratum granulosum ne sont que peu modifiés; cependant le stratum granulosum est parfois absent. La couche des cellules épineuses est au contraire augmentée et empiète sur les couches sous-jacentes, surtout entre les papilles, sous forme de petites massues ou de digitations. Au voisinage des petits abcès, cette couche est plus ou moins infiltrée de cellules rondes. A part les points abcédés, la membrane basale ne présente pas d'altérations.

L'altération principale siège dans les couches les plus superficielles de la peau, spécialement dans les papilles. Celles-ci sont augmentées de volume dans tous les sens et recouvertes, comme il a été dit, d'une épaisse couche cornée. Le stratum vasculosum sous-papillaire est infiltré de cellules embryonnaires; cette infiltration s'étendant plus en largeur qu'en épaisseur, empiète sur les corps papillaires, mais n'atteint qu'exceptionnellement le niveau des glandes sudoripares. Au voisinage de cette infiltration, on trouve des signes d'inflammation sub-aiguë, à savoir cellules plus nombreuses qu'à l'état normal et capillaires de nouvelle formation.

Sur certains points, les foyers d'infiltration se présentent sous forme de nodosités typiques constituées à leur périphérie par des cellules embryonnaires très serrées, au milieu desquelles se voit la lumière de capillaires dont les parois renferment de nombreux noyaux. Plus au centre, se trouvent de grosses cellules, fusiformes, rondes ou ovales, munies de noyaux allongés et volumineux; ce sont des cellules épithélioïdes constituant parfois toute la partie centrale d'une nodosité, mais plus souvent entremêlées de quelques cellules géantes. Enfin, la plupart des nodosités ont un centre caséeux, et les cellules géantes sont surtout nombreuses sur les confins de la zone caséeuse. En définitive, ce sont les caractères de la granulation tuberculeuse et du follicule tuberculeux.

A côté du processus de caséification se place le processus de suppuration, qui se manifeste dans les granulations immédiatement sous l'épiderme, au niveau de ses épaississements interpapillaires, sous forme de tout petits foyers. Le pus soulève, puis détruit l'épiderme aboutissant ainsi aux petits abcès miliaires ; puis le petit abcès vidé, la crypte qui en résulte est comblée par l'épithélium proliféré. Le pus mêlé aux lamelles d'épithélium constitue les croûtes qui recouvrent les plaques verruqueuses.

Les glandes sébacées et les follicules pileux sont détruits par l'altération cutanée arrivée à son acmé, de telle sorte qu'on ne les retrouve plus dans les cicatrices.

Les glandes sudoripares restent intactes, et c'est tout au plus si leurs canaux excréteurs se montrent parfois élargis et si leur épithélium devient corné.

Il existe constamment, dans le tissu de granulation, des bacilles de la tuberculose ; ils se trouvent dans les cellules rondes, épithélioïdes et géantes, rarement dans leur intervalle.

Si l'on veut se reporter aux observations de M. Raymond qui a publié l'examen histologique de deux cas de tuberculose inoculée, on y trouvera une description qui se rapproche de celle des auteurs allemands.

Ce rapprochement au double point de vue symptomatique et histologique entre la tuberculose verruqueuse et le tubercule anatomique vient à l'appui de l'idée qui fait de ce dernier la manifestation initiale d'une tuberculose inoculée ; en même temps elle étend le champ des tuberculoses inoculées en comprenant parmi elles les cas de tuberculose verruqueuse.

Sanguinetti publie l'examen histologique d'un tubercule anatomique dont l'existence de bacilles démontre une fois de plus la nature tuberculeuse.

Récemment M. Pollosson, dans la *Province médicale*, combat cette idée généralement admise ; sur quatre tubercules anatomiques vus par lui, trois chez des médecins, un chez un garçon d'amphithéâtre, il aurait constaté des lésions étrangères à la tuberculose. Il y avait une inflammation sans caractères spécifiques distribuée autour des vaisseaux sanguins et dessinant exactement le réseau vasculaire de la peau, accompagnée d'une hypertrophie considérable du système papillaire. Les bacilles n'ont pas été trouvés. Les tubercules ayant été enlevés il y a cinq ans, les personnes sont actuellement bien portantes.

A cela on peut répondre que l'absence de bacilles ne prouve rien, ceux-ci étant généralement peu nombreux dans ces lésions cutanées et échappant facilement à l'examen. Quant à la conservation de la santé chez les personnes atteintes elle n'a rien qui puisse faire mettre en doute la nature tuberculeuse de l'affection, cette absence d'infection générale étant la règle dans les cas de tuberculose verruqueuse observés par Riehl qui a vu une fois seulement une adénite survenir après une scarification.

Mais hâtons-nous de dire que cette règle souffre des exceptions ; outre les cas que nous avons étudiés plus haut et où nous avons vu la lymphangite et l'adénite succéder à une tuberculose verruqueuse ou à un tubercule anatomique (Merklen, Karg) nous trouvons dans une observation de M. Leloir, publiée dans les Annales de dermatologie du 25 juin 1886, un exemple frappant d'envahissement des lymphatiques à la suite d'une tuberculose verruqueuse.

Il s'agit d'une enfant âgée de 6 ans, née de parents sains ; elle porte un placard papillomateux de la main grand comme une pièce de deux francs, analogue à ce que Vidal a décrit sous le nom de lupus scléreux; c'est la même lésion que Riehl décrit sous le nom de tuberculose verruqueuse de la peau en la rapprochant du tubercule anatomique. Il a débuté par un bouton rougeâtre qui s'est étendu. Or, de ce lupus scléreux, partent des lym-

phangites présentant sur leur trajet des nodosités tuberculeuses et aboutissant à des ganglions tuméfiés. Au
voisinage même de la plaque de lupus 'on voit une petite
gomme scrofulo-tuberculeuse hypodermique laquelle
menace, pendant quelque temps, de dénuder les tissus
fibreux des tendons et articulations avoisinantes, montrant que le virus tuberculeux tendait à fuser du foyer
lupeux dans l'hypoderme, les tissus fibreux, les gaines
tendineuses et les articulations ambiantes. L'enfant
était bien portante auparavant ; le poumon commence à
se prendre.

Même complication dans un cas de tuberculose verruqueuse de la main publié par M. Morel-Lavallée dans
les Annales de dermatologie de février 1888. C'est un
malade issu de souche tuberculeuse, atteint d'ostéites
scrofuleuses depuis l'âge de six ans ; ses poumons restent
sains ; à 26 ans il se fait une lésion tuberculeuse de la
main à forme verruqueuse (quelle peut être son origine ?
dit M. Morel-Lavallée : inoculation de l'extérieur ou
auto-inoculation à la suite d'un traumatisme) trois mois
après survient une lymphangite gommeuse puis une adénopathie, au bout de trois autres mois hémoptysie,
signes d'infection pulmonaire.

Ainsi rien ne semble différencier la tuberculose verruqueuse, le lupus scléreux et le tubercule anatomique qui
peuvent être considérés comme la porte d'entrée cutanée
de la tuberculose, l'analogue du chancre tuberculeux
déterminé par H. Martin chez les animaux.

Cette forme de tuberculose cutanée constitue probablement l'unique mode d'entrée du bacille au moins pour

la main. Les cas où le mode de début mentionné est un abcès sont rares ; mais peut-être s'agit-il là d'une inoculation plus profonde, comme dans les cas de circoncision, où le virus, déposé dans le tissu cellulaire sous-cutané détermine des ulcérations sur place ; mais on comprend qu'au point de vue clinique les inoculations à une profondeur différente de la peau, à la surface du derme ou dans le derme, ou sous le derme soient difficiles à distinguer l'une de l'autre, les commémoratifs restant le plus souvent incertains à ce sujet.

Gommes scrofulo-tuberculeuses. — Parmi les autres formes de tuberculose cutanée les scrofulomes décrits par MM. Lailler et Mathieu provenant soit de la fonte d'un ganglion tuberculeux, soit d'une gomme scrofuleuse se rencontrant dans la tuberculose inoculée mais à une phase ultérieure et comme moyen de propagation. Nous trouvons là en effet la lymphangite noueuse qui va donner lieu à des gommes dermiques, hypodermiques puis à des adénites, le tout passant par les différentes phases d'induration, de ramollissement puis d'ulcération.

Ulcérations tuberculeuses. — L'ulcération tuberculeuse proprement dite de la peau, la première forme connue de la tuberculose cutanée, peut-elle se présenter comme manifestation initiale de l'infection ? Cette forme se rencontre d'après MM. Lailler et Mathieu à une phase avancée de la phthisie. M. Vallas, dans sa thèse sur les ulcérations tuberculeuses confirme cette opinion et en fait une manifestation toujours secondaire. D'après

M. Ritzo ces ulcérations ne se développent que chez les phthisiques à la période de consomption ; il ajoute cependant que les « observations de MM. les Drs Hanot et D. Mollière prouvent qu'elles peuvent devancer toute autre localisation viscérale et constituer la première manifestation tuberculeuse, la porte d'entrée de la tuberculose ». Nous laisserons de côté l'observation de M. D. Mollière dans laquelle on ne voit pas bien quand le malade a commencé à s'affaiblir. Dans celle de M. Hanot au contraire, on voit expressément mentionné que l'ulcération de l'avant-bras, consécutive à un panaris, a débuté il y a deux ans, que le malade a commencé à tousser il y a dix mois seulement, c'est à dire quatorze mois après l'apparition de la lésion locale ; il n'a cessé de travailler que cinq mois après les premiers symptômes pulmonaires. Nous pouvons donc dire avec M. Hanot que « bien qu'il soit impossible de l'affirmer, il paraît probable que la tuberculose pulmonaire est d'origine plus récente ». M. Hanot présentait d'ailleurs cette observation dans les Annales de dermatologie comme un exemple d'inoculation tuberculeuse. Enfin, avec un mode d'inoculation spécial ne voyons-nous pas les enfants circoncis présenter comme premier symptôme l'agrandissement et l'ulcération de la plaie existante. Les observations sont, il est vrai, peu explicites au point de vue de la description de l'ulcération elle-même. Cependant, quand il existe une observation comme celle de M. Hanot il nous semble prématuré de conclure, sur des faits négatifs, d'une façon aussi exclusive que le fait M. Vallas. Des conditions particulières, soit du sujet, soit de l'inoculation

qui doit être plus profonde sont peut-être nécessaires
pour réaliser cette forme rare de manifestation primitive
dont l'existence reste dans le doute.

Lupus. — Reste enfin une dernière forme de tuberculose cutanée, le lupus. Sa nature tuberculeuse est
généralement admise ; nous en emprunterons la démonstration au mémoire de M. Marfan publié dans les Archi-
ves générales de médecine (1886) :

« Les preuves qui ont montré successivement la nature
bacillaire du lupus tuberculeux sont de deux ordres : histologiques et expérimentales.

« Les recherches histologiques ont porté sur deux
points : le premier, qui a été élucidé déjà depuis quelques années, montre la structure identique du lupus et
du tubercule en général ; le second a trait à la recherche
du bacille de Koch dans le nodule lupique. L'identité de
structure du nodule lupique et du tubercule a été démontrée par des anatomo-pathologistes tellement nombreux
et autorisés que le doute ne subsiste plus : il me suffira
de citer les noms de Virchow, Billroth, Friedlander,
Wedel, Auspitz, Rindfleisch, Koster, Jarich, Lang,
Klebs, Berger, Kaposi, Neumann en Allemagne, de
Colomiatti et Bizozzero en Italie, de Grancher, Malassez, Cornil, Chandelux, Renaut, Larroque, Leloir et
Vidal en France. Ces auteurs ont montré que la lésion,
capitale du lupus tuberculeux, le nodule lupique, siégeant
dans la profondeur du derme, était constituée par des îlots
arrondis, formés eux-mêmes d'agglomérations de petites
cellules, et qu'au milieu ou à la périphérie de ces îlots on

apercevait des cellules géantes très nettes. Cornil et Ranvier ajoutent à leur description cette phrase caractéristique : « Il est difficile de trouver des tubercules plus typiques et contenant autant de cellules géantes. » On trouve donc dans le lupus nodulaire le follicule tuberculeux, typique. D'ailleurs, fait très remarquable, le nodule lupique, comme le follicule tuberculeux se développe autour des capillaires lymphatiques, autour des vaisseaux sanguins : il meurt aussi de la même façon, il s'ulcère, se détruit par nécrobiose consécutive à l'oblitération du vaisseau central.

« Je sais bien qu'aujourd'hui le follicule tuberculeux, la cellule géante ont perdu de leur valeur comme critérium exclusif de la tuberculose ; mais, néanmoins, c'est un premier rapprochement à faire, et il importait de ne pas le laisser dans l'ombre. Ainsi donc l'analogie structurale entre le nodule lupique et le follicule tuberculeux est complète.

« Examinons maintenant les résultats donnés par la recherche des bacilles dans le tissu lupique. Nous ne tiendrons compte ici que des travaux postérieurs à la découverte de Koch.

« Pfeiffer a trouvé le bacille de Koch par le procédé d'Ehrlich dans deux coupes sur huit d'un lupus de la conjonctive chez une jeune fille lupique depuis 5 ans.

Doutrelepont a toujours trouvé dans 7 cas de lupus, sur des coupes de tissu, le bacille de Koch.

Demme a trouvé dans un lupus de la joue un très grand nombre de bacilles de Koch. Sur trois autres cas de lupus, il trouve des bacilles plus rares, mais il constate ce fait particulier qu'ils étaient enfermés dans des cellules géantes.

« Suchardt et Krause ont trouvé des bacilles de Koch dans 4 cas de lupus.

« MM. Cornil et Leloir ont été un peu moins heureux que les auteurs précédents : ils n'ont vu qu'un seul bacille sur 12 coupes. »

Enfin Koch, dont l'autorité pèse d'un grand poids en pareille matière, a trouvé quatre fois des bacilles de la tuberculose dans le lupus. « Dans un fait, il a dû examiner 27 coupes et dans un autre 43 coupes, avant d'en trouver un seul. Mais sur des séries de coupes successives, il en trouvait à un moment donné de un à trois dans chaque coupe. Il n'a jamais vu plus d'un seul bacille dans une cellule géante » (Cornil et Babès). « Ces faits nous paraissent très démonstratifs. Comment expliquer les résultats négatifs obtenus par certains auteurs ? Il me serait facile de dire que les résultats négatifs ne prévalent pas contre des résultats positifs ; cependant, ici ces résultats négatifs peuvent s'expliquer jusqu'à un certain point.

« En premier lieu on a vu la difficulté que Koch (dont l'habileté technique ne saurait être suspectée) a éprouvée pour la recherche des bacilles dans le lupus ; on peut en conclure que les bacilles sont peu nombreux dans le lupus, et c'est là un élément dont il importe de tenir grand compte.

L'explication de cette particularité a d'ailleurs été donnée par Max Schüller, qui affirme que le microbe n'existe plus dans les nodules anciens qui ont subi la dégénérescence épithélioïde ; en ces points il aurait disparu, et on ne devrait le rechercher que dans les éléments tuberculeux jeunes. Cette explication paraît applicable à bien des tuberculoses dites locales; je n'en citerai pour exemple que les résultats obtenus par M. Letulle dans des cas de *gommes scrofulo-tuberculeuses* ou d'abcès froids ossifluents. D'ailleurs en relisant le dernier mémoire de M. Letulle, il semble qu'il soit arrivé à une conclusion analogue à celle de Max Schüller.

« Arrivons maintenant au preuves expérimentales de la nature tuberculeuse du lupus.

« Les inoculations de fragments de tissu lupique ont été tentées avec des succès divers. Mais ici il importe de faire une remarque préalable. L'illustre promoteur des inoculations tuberculeuses, Villemin, faisait des inoculations sous-cutanées. Or, avec des produits très virulents, comme les crachats de phthisiques, ces inoculations réussissaient parfaitement. Mais lorsque, dans ces dernières années, on pratiqua des inoculations sous-cutanées avec des produits moins virulents, elles réussirent moins bien ou ne réussirent pas du tout. Il y eut donc une phase d'hésitation pendant laquelle les expérimentateurs cherchèrent leur voie. En 1883, lorsque Cornil et Leloir eurent montré que la méthode d'inoculation la plus sûre était l'inoculation intra-péritonéale, cette phase d'hésitation cessa et alors commença la phase des résultats positifs.

« Cornil et Leloir, firent les premiers, avec des fragments de lupus, quinze inoculations intra-péritonéales à des cobayes et quatre inoculations dans la chambre antérieure de l'œil sur des lapins. » Chez deux cobayes, dit le professeur Cornil, le résultat de l'inoculation a été positif, mais la tuberculose ainsi produite a évolué beaucoup plus lentement que d'habitude. Les granulations tuberculeuses trouvées dans les organes de ces deux cobayes ont été inoculées à d'autres animaux de même espèce, et ceux-ci sont tous devenus tuberculeux ; il n'y a donc aucun doute à avoir sur le résultat de cette expérience. Quant aux lapins chez lesquels ont eu lieu les inoculations, ils n'ont pas été sacrifiés ; l'un deux a été atteint d'une ophthalmie purulente, peut être de nature tuberculeuse ; un autre a été atteint d'une petite tumeur qui ressemble à ce qui a été décrit sous le nom de « lupus de la conjonctive » ; chez les deux autres lapins inoculés, il ne s'est produit jusqu'ici aucun accident. H. Martin, ayant repris ces inoculations intra-péritonéales, inocula à un premier cobaye un fragment de lupus tuberculeux de la face ; le résultat fut positif ; il fit des inoculations en série qui réussirent jusqu'au 11e cobaye ; le 12e vivait encore au 10 septembre 1884 ».

Pour le lupus érythémateux les mêmes preuves n'ont pas encore entraîné la conviction, mais il est permis de prévoir que la démonstration complète ne se fera pas attendre.

Le lupus étant ainsi rangé parmi les manifestations tuberculeuses de la peau, peut-on voir son origine dans l'introduction du bacille venant de l'extérieur; peut-on, en un mot le considérer comme une nouvelle manifestation de l'inoculation ? MM. Lailler et Mathieu, ne se prononcent pas à ce sujet et disent : « On ne sait rien de précis à ce sujet. On a remarqué que le lupus se produisait surtout au pourtour de la bouche et du nez, dans un point où les érosions sont fréquentes, où l'on exerce souvent des frictions susceptibles d'insinuer mieux encore le microbe dans les fissures épidermiques. On l'a vu survenir avec des cicatrices de brûlures, de vésicatoire, à la suite de traumatismes de divers ordres, ce qui plaide en faveur de la pénétration par offraction d'un agent d'inoculation » (Neisser).

James Nevins-Hyde, considère le lupus comme résultant de l'inoculation accidentelle de la tuberculose à la peau. La contagion viendrait selon lui de l'homme ou des animaux. Il est fréquent dans la seconde enfance, époque à laquelle les parents soignent leurs enfants avec un peu moins d'attention, ces derniers échappant plus facilement à toute surveillance. Il remarque aussi que le siège au nez, aux joues, aux lèvres, aux oreilles, coïncide avec le lieu habituel des traumatismes de l'enfant, où celui-ci porte souvent les mains plus ou moins souillées.

Leser (de Halle), admettant formellement la nature tuberculeuse du lupus, ne voit pas plus de différence entre les diverses formes de tuberculose cutanée qu'entre la roséole, la plaque muqueuse et la gomme syphilitique, qu'entre le tubercule isolé du cerveau et la méningite tuberculeuse ; il tend donc à admettre pour elles le même mode de production et voit notamment pour le lupus la possibilité de son origine par inoculation externe. Les inoculations expérimentales de lupus n'ont jamais reproduit la maladie chez les animaux, mais seulement d'autres formes de tuberculose.

On a vu cependant chez des malades des auto-inoculations revêtir la forme du lupus.

Volkmann en cite deux cas, l'un de lupus du doigt et du dos de la main développé en connexion avec un spina ventosa tuberculeux; l'autre de lupus développé à la suite d'une carie tuberculeuse du calcanéum. Liebreicht rapporte le cas d'un lupus anal développé à la suite d'une fistule tuberculeuse du rectum. Neumann, dans son traité des maladies de la peau, mentionne la fréquence des lupus qui se forment autour de l'orifice des abcès scrofuleux. Leser publie à l'appui de son opinion l'observation suivante :

OBSERVATION

LESER (de Halle). *Fortschritt der Medizin*, 1887.
Gazette hebdomadaire, 21 octobre 1886.

Enfant de douze ans. A trois ans coxalgie tuberculeuse à cours lent. A quatre ans et demi, ouverture spontanée de deux abcès donnant du pus. Deux fistules donnent issue à des fragments osseux.

On appliqua sur les fistules de la ouate imbibée d'acide phénique à 3 pour 100 et recouverte d'une plaque de gutta-percha de mêmes dimensions que la ouate, c'est-à-dire environ la grandeur des deux mains.

Le pansement n'était renouvelé que tous les cinq ou six jours, quelquefois plus rarement encore.

Il résulta un eczéma mesurant presque exactement la grandeur du pansement appliqué.

La septième année de la maladie la suppuration tarit et les fistules se cicatrisèrent rapidement, mais la peau environnant les cicatrices resta malade, s'hypertrophia et présenta bientôt les caractères du lupus. Dans la peau enlevée avec des pinces

et des ciseaux je constatai la présence de granulations tuberculeuses et de bacilles.

Des lotions au bichlorure de mercure eurent seules raison de
la maladie.

L'enfant était d'ailleurs resté assez vigoureux, ses poumons
étaient sains et son urine ne contenait pas d'albumine.

On voit donc qu'il n'est pas impossible de considérer
le lupus comme un nouveau mode d'inoculation cutanée
de la tuberculose et peut-être le lupus scléreux, la tuberculose verruqueuse ou le tubercule anatomique ne
revêtent-ils une forme et une marche spéciales qu'en
raison des conditions particulières de la région sur laquelle ils se développent.

Pronostic. — Nous avons vu beaucoup de cas d'inoculation n'avoir pour toute manifestation que le tubercule
anatomique initial ; si nous rapprochons de ces cas les
tuberculoses verruqueuses de Rielh qui, après 2 à 15 ans,
n'avaient donné lieu à aucune complication et avaient
cédé au traitement, nous croyons pouvoir affirmer que
l'inoculation cutanée ne donne lieu qu'à une forme atté-
nuée et peu grave de la tuberculose. Les expériences de
M. Charrin nous avaient déjà montré que, de tous les
modes d'introduction du bacille, voie intra-veineuse, in-
gestion, inhalation, inoculation péritonéale, inoculation
sous-cutanée, ce dernier donnait la plus longe survie aux
animaux ; M. Ernest Gaucher vient de confirmer récemment cette lenteur de la tuberculose inoculée chez le
cobaye. De tout ceci on peut conclure que la tuberculose
inoculée sera plus bénigne que la tuberculose spontanée.

Cependant il n'en est pas toujours de même et plusieurs de nos observations témoignent d'une tendance à l'envahissement de toute l'économie, d'abord par les lymphatiques puis par les ganglions qui arrêteraient un moment le virus avant son arrivée dans la circulation générale. Dans tous les cas la marche nous a semblé très lente comme nous l'avons fait remarquer dans le chapitre précédent. C'est ce qui semble en contradiction avec les expériences de M. Jeannel, desquelles il conclut que la tuberculose inoculée au lapin est déjà généralisée, c'est-à-dire absorbée et transformée en parasitisme microbique latent, 10 minutes au moins après l'inoculation, 24 heures au plus, les ganglions n'étant pas nécessairement atteints. Si cette généralisation est aussi rapide chez l'homme il est toujours bon de remarquer qu'elle ne se traduit par aucune altération appréciable de sa santé.

Quand la généralisation se montre c'est après un espace de temps assez long et la tuberculose peut atteindre dans ces cas le poumon ou les autres organes, déterminant les abcès froids, les caries osseuses qui sont mentionnés dans nos observations. C'est d'ailleurs là un fait commun à toutes les tuberculoses locales. Il ne faut donc pas oublier qu'à côté de la forme bénigne, la plus commune, on peut rencontrer des formes graves et qu'un sujet atteint par exemple d'une lymphangite et de gommes tuberculeuses est menacé d'infection générale pour peu qu'une cause quelconque de dépression ou qu'un traumatisme vienne l'atteindre. On sait que, si on peut dire que les lupiques guéris deviennent rarement tuberculeux, les lupiques non guéris sont exposés à la phthisie pulmonaire comme l'ont montré MM. Lailler, Besnier, Renouard.

Rielh et Paltauf, se fondant sur l'étude histologique tendent à regarder théoriquement l'infection comme plus probable dans la tuberculose verruqueuse que dans le lupus par cette raison que, dans cette dernière affection les bacilles, peu nombreux, sont toujours inclus dans une cellule géante tandis que dans la première les bacilles se retrouvent non seulement dans les cellules embryonnaires, et que quelques-uns, libres dans leur intervalle, pourraient être facilement entraînés par la circulation lymphatique. Quant aux causes d'atténuation de cette tuberculose cutanée, outre le petit nombre de bacilles, qui rend leur recherche difficile, on a encore invoqué le refroidisssment périphérique qui agirait en diminuant leur vitalité.

La propagation se fait là comme pour les autres tuberculoses locales par les voies indiquées par Weigert.

CHAPITRE IV

Plaies accidentelles et opératoires. — Tuberculose des moignons. — Tuberculose vaccinale.

La virulence de la tuberculose, son inoculabilité par la peau, commandent contre elle les mêmes précautions prophylactiques que contre toute autre maladie infectieuse telle que l'érysipèle ou la syphilis.

Du côté des plaies, des surfaces dénudées par une cause quelconque telle que les brûlures, l'occlusion, si elle n'était déjà nécessitée par bien d'autres raisons, devrait être faite par cette seule considération de l'inoculabilité de la tuberculose. Pendant l'enfance les lésions cutanées telles que les grattages, l'impétigo, l'eczéma, seraient d'après Lehmann des portes d'entrée fréquentes de la tuberculose ; d'où la nécessité de traiter ces plaies, quand c'est possible, par des sparadraps désinfectants.

Pour le virus on sait qu'il ne peut provenir que d'un milieu dont la température est au moins élevée à 30 ou 40°, ce qui n'est réalisé que chez l'homme et les animaux. C'est donc de ce côté qu'on devra veiller par la désinfection des produits ou objets ayant été en contact avec les tuberculeux. Dans cet ordre d'idées la désinfection des crachats, des mouchoirs, des objets de pansement s'impose comme la première précaution. Et cela d'autant plus que le virus tuberculeux paraît résister longtemps aux causes de destruction ; MM. Malassez et Vignal ont retrouvé le bacille dans des crachats desséchés et mouillés huit fois de suite ; Falk dit avoir obtenu une inoculation positive avec les produits tuberculeux d'un cadavre inhumé depuis trois mois ; on connaît en outre la dissémination possible des bacilles par les mouches.

Enfin il est des cas où, dans un but thérapeutique, le médecin peut être l'agent de l'inoculation ; nous rappellerons à cet égard le fait observé par König où une seringue de Pravaz ayant servi à un tuberculeux aurait inoculé la tuberculose à un autre malade. Rappelons encore les lavages au lait cru de vache tuberculeuse accusés par Wahl d'avoir provoqué la tuberculose.

Enfin M. Verneuil, après l'étude de plusieurs cas de moignons ulcérés arrive à ces conclusions : 1° que la tuberculose peut apparaître sur le moignon d'une amputation pour lésion tuberculeuse ; 2° que cette tuberculose secondaire se montre peu de temps après l'amputation et en dépit du succès primitif de la réunion immédiate ; 3° qu'elle reconnaît deux causes à peu près démontrées : l'auto-inoculation et l'opération incomplète ; 4° et que comme conclusion pratique, il faut, quand on ampute pour une lésion tuberculeuse ouverte et fournissant des liquides virulents, prendre deux précautions : 1° isoler la plaie opératoire de l'ulcère infecté ; 2° dépasser dans une étendue suffisante les limites de l'affection tuberculeuse. Aux deux causes, mentionnées par M. Verneuil, de la tuberculose des moignons, nous pourrions, si nous croyons Wahl, en ajouter une troisième, c'est l'inoculation d'un moignon non encore cicatrisé par une tuberculose extérieure.

Enfin il est une autre intervention médicale qu'on a accusée de pouvoir transmettre la tuberculose, c'est la vaccination. Aucun cas n'a été observé chez l'homme, mais, le 8 août 1881 Toussaint présentait à l'Académie des sciences une note « sur l'infection tuberculeuse par les liquides de sécrétion et par la sérosité des pustules du vaccin ». Avec la sérosité du vaccin recueillie sur une vache tuberculeuse il avait vacciné deux lapins et un porc et produit chez eux une tuberculose locale ganglionnaire et générale. Vulpian objecta qu'on ne pouvait rien conclure d'expériences aussi peu nombreuses faites sur le lapin et le porc. Cependant cette expérience positive demandait une réfutation.

Dans un travail sur ce sujet, M. Josserand cite ces paroles de Bollinger concluant à l'innocuité des inoculations tuberculeuses superficielles et par conséquent de la vaccine : « La question de savoir si le poison tuberculeux peut être absorbé par la peau à l'aide de lésions superficielles du tégument offre, outre son intérêt théorique, une importance pratique. Ce mode d'infection serait, en particulier, un danger pour tous ceux qui touchent aux cadavres des phthisiques ou des animaux tuberculeux, pour le chirurgien qui opère un phthisique, pour les garçons bouchers et les garçons d'abattoirs qui abattent et dépêcent des animaux tuberculeux. Enfin la vaccination réaliserait à un haut degré le mode d'infection et, qu'il s'agisse de vaccine animale ou de vaccine humaine, il deviendrait possible d'infecter par cette voie un organisme sain.

« La solution de la question paraissait justiciable de l'expérimentation : on n'avait pourtant jamais rien fait dans ce sens. C'est ce qui décida le Dr Fritz Schmidt, d'Augsbourg, à entreprendre, à l'Institut pathologique de Munich, une série de recherches dont je transcris les résultats.

« Les expériences furent faites de la manière suivante : on prit un grand nombre de cochons d'Inde et on essaya de leur inoculer la tuberculose par une inoculation cutanée. On les divisa par séries de trois, et dans chaque série, pour s'assurer de la qualité du virus, on fit à un des trois animaux en expérience, choisi comme témoin, une inoculation sous-cutanée ou intra-péritonéale avec le même liquide tuberculeux. Les deux autres subirent, en divers points du tégument externe, de petites écorchures et de petits grattages qu'on pratiqua avec des instruments mousses. Sur ces lésions superficielles, semblables à celles qu'on produit en vaccinant, on déposa du virus tuberculeux, et on recouvrit avec du collodion, pour préserver le point inoculé des frottements.

« Par leur nombre et leurs dimensions, les lésions cutanées ainsi produites surpassaient quinze ou vingt fois celles qu'on aurait faites par la vaccination : les chances d'infection étaient donc plus considérables. Or, en laissant survivre quatre ou cinq semaines les animaux en expérience, qu'on avait choisis sains et vigoureux, on trouva pour chaque expérience (on en fit six successives) un résultat constant : à l'auptosie, tous les animaux qui avaient subi l'inoculation cutanée étaient parfaitement sains, tandis que ceux qui avaient servi de contrôle et qui avaient subi la vaccination sous-cutanée ou péritonéale, étaient toujours infectés.

« De ces recherches il résulte donc que le virus tuberculeux, introduit par une inoculation cutanée, par exemple par la vaccination ordinaire, ne peut pas se répandre dans l'organisme, et que la manipulation d'organes tuberculeux, les autopsies, l'abatage des bêtes phthisiques, ne constituent pas un danger au point de vue de l'infection de la peau ».

Il est vrai que l'inoculation superficielle n'est pas une voie de prédilection pour l'inoculation de la tuberculose ; Villemin, Cohnheim avaient déjà remarqué que le tissu cellulaire sous-cutané constituait une porte d'entrée plus favorable. Mais depuis ce temps les faits cliniques sont venus démentir les conclusions de Bollinger et la vaccination aurait pu être considérée dorénavant comme une source d'infection tuberculeuse si de nouvelles expériences n'étaient venues démontrer l'innocuité de la sérosité vaccinale elle-même, de quelque façon qu'elle soit inoculée

En 1882, Lothar Meyer vaccine onze phthisiques avancés ; chez quatre d'entre eux la vaccine se développe et le contenu des pustules, examiné par Guttmann, ne présente pas de bacilles de Koch.

M. Straus à son tour vaccine les phthisiques de son service et obtient cinq succès.

L'examen bacillaire de la sérosité des pustules, fait comme dans le cas précédent, est également négatif. Mais M. Straus ajoute une nouvelle preuve : il inocule des lapins dans la chambre antérieure et ne voit se développer aucun symptôme de tuberculose.

MM. Josserand et Chauveau arrivèrent au même résultat par des expériences analogues. M. Vaillard n'obtint non plus aucune manifestation par l'inoculation dans le péritoine.

Ainsi, même chez des tuberculeux avérés la sérosité des pustules du vaccin ne contient pas de germe nocif ; ces faits sont de nature à éloigner toute crainte.

La tuberculose, ajoutait M. Straus, est d'ailleurs rare chez l'enfant qui fournit ordinairement le vaccin ; elle est encore plus rare chez les jeunes veaux. C'est donc par un excès de précaution qu'à l'Institut vaccinal de Bruxelles on tue le veau, avant d'utiliser le vaccin qui a été recueilli sur lui, pour reconnaître son état à l'autopsie.

CHAPITRE V

Nous serons bref sur la question du traitement qui est celui des tuberculoses locales de la peau en général. Mais nous ferons remarquer que, devant une affection qui peut se terminer spontanément par la guérison comme le tubercule anatomique, il n'est cependant pas permis de rester inactif et que la possibilité d'une infection générale doit au contraire commander un traitement énergique avant que l'extension des lésions ne nécessite des sacrifices plus importants. M. Verneuil classe ainsi les procédés qui sont à notre disposition pour le traitement des tuberculoses locales : 1° la destruction, tout à la fois, du poison et du foyer ce qui est réalisé par le raclage, l'évidement, la résection, l'amputation ; 2° la destruction du poison dans le foyer ; en cas de collection, l'injection avec l'iodoforme ou tout autre agent parasiticide réalise ce but ; 3° destruction du poison pendant sa migration, c'est-à-dire dans le torrent circulatoire, qu'il traverse nécessairement pour aller de la région blessée aux viscères où il se retrouve en cas de généralisation. Cette troisième indication est remplie par le traitement général qu'il recommande d'instituer avant toute intervention opératoire. Nous n'avons pas à examiner ici ces différents procédés. Cependant une conséquence résulte de l'inoculabilité de la tuberculose, c'est la nécessité, dans toute intervention, de ne pas laisser au contact de la plaie produite un virus capable de l'infecter. Pour remplir ce but nous avons deux moyens ; ou bien ne pas faire de plaie saignante et détruire sur place le bacille soit par la galvano-puncture préconisée par M. Besnier, soit par les cautérisations plus larges au thermo-cautère, soit par les injections d'éther iodoformé ou de vaseline liquide iodoformée comme M. Morel-Lavallée en rapporte plusieurs cas suivis de guérison.

Ou bien, lorsqu'une plaie sanglante est produite il paraît de toute nécessité de ne laisser à son contact aucun tissu tuberculeux et d'enlever tout ce qui est simplement suspect de contenir encore le germe d'une nouvelle infection.

La scarification n'atteint pas le but proposé ; en effet elle ouvre des portes à l'absorption et, n'enlevant rien, laisse les tissus morbides à leur contact ; ce serait, comme le dit White, une sorte d'inoculation multiple intentionnelle.

Les moyens qui seuls sont exempts de danger consistent dans l'ablation totale soit par la curette, soit par le bistouri, avec désinfection complète du foyer et pansement antiseptique. Certaines lésions donneront lieu à des indications particulières. Une lésion étendue en surface sera mieux traitée par la curette. Les lésions plus circonscrites comme les gommes tuberculeuses, les ganglions tuméfiés, seront facilement enlevés par le bistouri ; dans les cas de ramollissement, d'abcès le curage ou l'injection iodoformée seront employés avec succès.

Si l'affection a atteint le tissu osseux on sera quelquefois forcé de pratiquer soit l'évidement, soit l'amputation, soit la résection pourvu que ces opérations soient complètes ; c'est là le seul moyen d'obtenir une guérison durable.

OBSERVATIONS

Observation I

Verneuil. Acad. méd, 22 janvier 1884 ; *Semaine méd.*, 1884, p. 31.

X..., étant externe de M. Cadet de Gassicourt, faisait toutes les autopsies du service. Au mois de juillet 1877, quatre ou cinq jours après une piqûre, il ressentait une petite douleur au niveau de la racine de l'ongle de l'annulaire droit. Immédiatement, il aperçut au point malade une petite papule non inflammatoire, au sommet de laquelle apparut, quelques jours après, un petit point blanchâtre, qui s'ouvrit et donna lieu à l'écoulement d'une petite gouttelette de pus, sans amener la disparition de la douleur intolérable ressentie par le malade.

L'écoulement de pus continua pendant environ un mois, et cela malgré l'application de topiques divers. A ce moment là, la papule prit l'aspect de certains tubercules anatomiques, puis elle s'accrut sans relâche pendant trois ans. Son mode d'accroissement fut invariablement le suivant : au voisinage de la partie malade, apparaissait un petit point blanc qui suppurait s'agrandissait, prenant l'aspect d'un petit papillome, et finalement se réunissait à la masse principale. Le malade fut vu à cette époque par plusieurs médecins, et une foule de moyens, les uns locaux, les autres généraux, furent employés sans résultat aucun. Le traitement antisyphilitique, en particulier fut d'une inefficacité absolue.

En 1880, époque à laquelle je vis le malade, l'aspect primitif du mal avait disparu ; il ne ressemblait pas à un tubercule anatomique, mais bien à un ulcère scrofuleux, avec son liseré bleuâtre, son fond fongueux, etc., etc ; il n'y avait cependant aucun retentissement ganglionnaire. Ajoutons qu'à la face dorsale de la main, il s'était manifesté depuis peu un abcès ayant tous les caractères de l'écrouelle cutanée. Et cependant le malade ne portait aucune trace de scrofule, il paraissait plutôt arthritique.

Dans ces conditions, il ne nous restait plus qu'une ressource, l'amputation.

Je la pratiquai dans la continuité de la 2° phalange et je profitai de la circonstance pour ouvrir l'abcès du dos de la main. Cet abcès avait tous les caractères de l'abcès tuberculeux si bien décrit par M. Lannelongue. La paroi était recouverte d'une capsule épaisse, gris rosé, parsemée de cette semoule tuberculeuse si caractéristique. Malheureusement, l'examen microscopique de la pièce ne put être fait.

Les suites opératoires furent simples, cependant la guérison de la plaie d'amputation, tout comme celle du dos de la main, fut de longue durée.

Néanmoins, l'état général du malade s'étant amélioré, il put passer ses examens et alla se fixer en province.

L'exercice de sa profession le fatiguait beaucoup ; passant des quatorze et quinze heures en voiture par jour ; il ne tarda pas à éprouver, du côté de la région lombaire, une douleur vive, qui se traduisit bientôt par l'apparition de deux abcès froids, probablement en rapport avec les masses apophysaires et les lames vertébrales ; ces abcès s'ouvrirent, devinrent fistuleux, et les bords de la fistule ne tardèrent pas à prendre les caractères des fistules tuberculeuses.

Au commencement de 1883, à la suite d'une *contusion des moignons amputés*, la cicatrice s'enflamma, suppura, s'ouvrit, et nous vîmes sortir la portion de phalange que nous avions conservée. Cette phalange était blanche, d'un aspect en tout semblable à celui que nous sommes habitués à trouver dans les séquestres tuberculeux.

La santé générale avait faibli à ce moment, mais les viscères, poumon, foie, etc., étaient sains.

Je revis le malade en novembre 1883 ; à ce moment, son état avait empiré, le rachis et toute la partie inférieure du corps étaient le siège de douleurs intolérables ; il avait une vraie hyperesthésie cutanée, des mouvements cloniques des membres inférieurs sans contracture, en un mot, tous les signes d'une méningite rachidienne produite par abcès ossifluents.

Depuis cette époque le malade va beaucoup mieux ; mais ses abcès suppurent encore.

OBSERVATION II

VERCHÈRE. Th., Paris, 1884.

Le nommé X..., étudiant en médecine, vient depuis quelque temps à la consultation de M. Besnier, à l'hôpital St-Louis, pour un tubercule anatomique qu'il porte au niveau du pli interdigital qui sépare le pouce de l'index de la main gauche.

Ce jeune homme, âgé de 38 ans, avoue que son père est tuberculeux. Lui-même se portait relativement bien, il avait bien quelques accès de toux, il était un peu maigre, mais toujours, disait-il, il avait été ainsi. Dans son enfance, il eut, dit-il, une entorse de l'articulation de la hanche, mais nie toute espèce de tumeur blanche de ce côté (nous ne pouvons l'examiner avec grand soin au point de vue de sa hanche, craignant de l'effrayer par des recherches trop spécialisées). Il y a quatre ou cinq mois, il se fit une piqûre au niveau de la partie dorsale de l'espace interdigital en faisant une autopsie ; cette piqûre avait des caractères peu marqués, elle était assez régulière ; les bords d'une petite ulcération qui s'était produite ne présentaient rien de spécial. Le fond était un peu rouge, néanmoins pas de tendance à la cicatrisation.

Un mois après, faisant une autopsie de *tuberculeux*, le malade se rappelle absolument que le cadavre était celui d'un tuberculeux, il s'écorche à peu près au même niveau avec un éclat de côte ; il continue néanmoins l'autopsie.

Dès ce moment, l'ulcération s'agrandit notablement ; elle prit une forme irrégulière, et, quand nous la voyons, elle présente dans les parties qui n'ont pas encore été traitées les caractères les plus frappants du tubercule anatomique. La cicatrice obtenue par le traitement de M. Besnier est grande comme une pièce de 5 francs en argent.

La tumeur qui existe présente les dimensions d'une pièce de deux francs. Tous les trois ou quatre jours, M. Besnier fait des cautérisations profondes dans toute l'épaisseur du tubercule avec le galvano-cautère.

Depuis l'apparition de ce tubercule, l'état général est complètement modifié, nous dit le malade ; il est oppressé, la figure est pâle, cireuse ; les joues sont excavées, les yeux brillants ; en somme, le malade a tous les aspects d'un tuberculeux avancé. Nous ne l'avons pas ausculté, mais le diagnostic était bien évident.

OBSERVATION III

HANOT. *Société médicale des hôpitaux*, 1884.

Dord..., âgé de 70 ans, entre le 2 février 1884 dans mon service à l'hôpital Tenon.

Ce malade présente les signes habituels de la cachexie tuberculeuse : la peau est terreuse, les membres sont amaigris ; il est sans force et incapable de se tenir debout.

L'auscultation de la poitrine montre au sommet du poumon gauche l'existence d'une excavation étendue ; et les crachats examinés par le procédé d'Ehrlich-Weigert décèlent la présence de nombreux bacilles.

L'anorexie est complète, la langue est sèche ; la température oscille autour de 39 degrés, le pouls est rapide (101) et mou ; la somnolence est continuelle ; bref, il s'agit d'un tuberculeux arrivé à la phase de consomption.

Ce malade est porteur d'une ulcération cutanée, d'prime abord difficile à catégoriser, mais qui, ainsi que l'a démontré la recherche des bacilles, doit être revendiquée par la tuberculose.

Cette ulcération siège au niveau du bord cubital de l'avant-bras gauche. Elle prend naissance à 3 centimètres au-dessus du poignet et s'étend vers le coude dans une longueur de 11 centimètres. Sa largeur est de 1 centimètre et demi dans la plus grande partie de son étendue ; sur un point seulement elle atteint 4 centimètres. Elle est irrégulière et allongée suivant l'axe de l'avant-bras. *Cette ulcération daterait de deux ans, et aurait eu pour point de départ un panaris du pouce gauche contracté en manipulant de vieux os.*

Les bords sont sinueux, déchiquetés par places, taillés à pic, et estompés d'un liséré rouge, de quelques millimètres de large, au delà duquel la peau se montre absolument saine. Sa surface est recouverte d'une croûte épaisse, mamelonnée, fendillée, ici jaunâtre et formée par du pus desséché, là brunâtre ou noirâtre, et colorée par le sang ; sur quelques points, cette croûte s'est détachée et à mis à nu une surface rougeâtre, atonique inégale, semée d'îlots où la peau se montre complètement respectée et de dépressions remplies de gouttelettes purulentes, où au contraire elle se trouve profondément creusée comme à l'emporte-pièce.

A l'extrémité inférieure de cette vaste ulcération, et complètement séparée d'elle par un pont de peau saine, existe une petite ulcération arrondie et profondément excavée.

Le moulage dû à M. Baretta, et les dessins de M. Karmanski, que nous présentons à la Société, montrent parfaitement ces détails.

Les ganglions de l'aisselle ne paraissent pas engorgés.

Trois fois le pus, qui baigne la surface de l'ulcère et qui stagne sous les croûtes dont elle est recouverte, a été examiné, par le procédé d'Ehrlich.

Le premier examen, pratiqué le 6 février, nous a de suite révélé l'existence des bacilles caractéristiques. Ils ne sont pas innombrables comme dans les crachats de certains phthisiques ni rares comme dans le pus de certains abcès froids ; dans le champ du microscope on en distingue généralement trois ou quatre, et quelquefois jusqu'à sept ou huit ; sur beaucoup de points, ils ont une grande tendance à s'accoler bout à bout, mais parallèlement de manière à former de petits amas.

Dans les préparations qui n'ont pas été décolorées complètement, ou bien qui ont été traitées par la double coloration, on distingue une grande quantité de micrococci exceptionnellement petits, disposés en points, en couples, en chaînes ou en amas.

Enfin, à côté des leucocytes qui forment le fond de la préparation, se voient quelques cellules du corps muqueux de Malpighi.

Bien qu'il soit impossible de l'affirmer, il paraît probable que la tuberculose pulmonaire est d'origine plus récente, car le malade déclare qu'il n'y a que dix mois qu'il a commencé à tousser et qu'il n'y a que cinq mois seulement qu'il a cessé de travailler, l'ulcération datant déjà de deux ans environ. Les antécédents héréditaires et personnels du malade sont nuls au point de vue de la tuberculose. Disons cependant que le malade est sourd bilatéralement depuis quinze ans et qu'il y avait lieu de rechercher si cette surdité n'était pas liée à une carie du rocher ; mais, bien que la pathogénie de ces troubles de l'ouïe demeure obscure ; cette cause semble devoir être rejetée, car le malade nous affirme catégoriquement n'avoir eu à aucun moment de sa vie d'écoulement de pus par l'oreille. Depuis l'entrée à l'hôpital, la cachexie a été en s'accusant de plus en plus et, après plusieurs jours de délire, le malade a succombé le 19 février.

Autopsie. — Le lobe supérieur du poumon gauche est creusé de deux cavernes qui ont le volume d'un œuf de poule et qui l'évident en grande partie, le reste de l'organe est infiltré de granulations grises et de petites masses caséeuses.

Le poumon gauche est enveloppé de néo-membranes pleurétiques, surtout développées autour du lobe supérieur, qu'elles soudent étroitement à la paroi interne du thorax.

Le lobe supérieur du poumon droit est infiltré de granulations tuberculeuses ; dans le reste de l'organe, lésions de congestion et d'emphysème.

Autour du sommet seulement, quelques néo-membranes pleurétiques.

Quelques ganglions trachéo-bronchiques hypertrophiés et caséeux.

Les ganglions de l'aisselle gauche, mis à nu par la dissection, semblent plus volumineux d'une façon générale que ceux de l'aisselle droite ; un certain nombre atteignent le volume d'une noix ; d'ailleurs, à l'œil nu, sur les coupes, ils ne présentent point de dégénérescence caséeuse.

Le cœur, qui pèse 340 grammes, est d'un volume au-dessus de la moyenne.

Pas de lésions vasculaires. Plaque laiteuse sur la face antérieure du ventricule droit.

La rate pèse 130 grammes et présente à sa surface des granulations blanchâtres, sur la coupe rien d'anormal à noter.

Le foie pèse 1,420 grammes et a, sur la coupe, l'aspect du foie muscade ; on n'y rencontre sur les diverses sections, aucune lésion tuberculeuse apparente.

Rien à noter pour les reins, le droit pesant 100 grammes, le gauche 190 grammes.

Pas de lésions tuberculeuses d'aucune sorte ni dans les méninges, ni dans aucun point de l'encéphale.

Examen histologique. — Sur des coupes préparées par le procédé de la double coloration, d'abord par le liquide d'Ehrlich et ensuite par le bleu de méthylène, les bords déchiquetés de l'ulcération apparaissent constitués d'éléments embryonnaires formant une nappe interrompue irrégulièrement caséifiée.

Cette infiltration se retrouve dans toute la zone sous-papillaire. Dans le voisinage de l'ulcération, les papilles sont allongées, infiltrées aussi de cellules embryonnaires, mais beaucoup moins nombreuses, moins tassées qu'au niveau de l'ulcération et dans la zone sous-papillaire.

Les glandes sont relativement peu atteintes ; l'envahissement par les cellules embryonnaires y est peu accusé, et on peut affirmer qu'elles ne sont pas le point de départ du processus.

Au-dessous de la zone papillaire ainsi altérée le derme est peu modifié ; on y note seulement que les faisceaux conjonctifs sont plus denses, plus compactes, sans parler des altérations vasculaires qui se retrouvent là d'ailleurs comme sur tous les autres points de la préparation et sur lesquelles nous reviendrons.

A la partie la plus profonde du derme, sur les limites de la membrane et du tissu cellulaire sous-cutané apparaissent çà et là des amas d'éléments embryonnaires de forme nodulaire à foyers caséeux multiples et qui donnent assez l'image d'un certain nombre de follicules tuberculeux agglomérés. Ici d'ailleurs, comme dans tout le reste de la préparation, les granulations grises font complètement défaut, surtout dans toute l'épaisseur du derme ou de la zone sous-dermique, dans les parties infiltrées comme dans celles qui ne le sont pas, les artérioles sont profondément altérées.

La tunique interne est considérablement épaissie, comblant en partie ou presque complètement la lumière du vaisseau. La tunique moyenne est aussi notablement hypertrophiée et, sur les zones de fibres-cellules séparées par du tissu conjonctif, ces fibres-cellules paraissent dégénérées, d'apparence cireuse, à peine teintées par le liquide colorant.

L'adventice est également notablement hypertrophiée.

Çà et là, lacunes lymphatiques très élargies, d'ailleurs complètement vides. Sur les coupes, bacilles tuberculeux nombreux et connets ; ils s'agglomèrent en colonies pressées dans la

couche embryonnaire sous-papillaire et dans les amas nodu·
laires de la région sous-dermique; ils sont moins nombreux
dans les autres points de la coupe.

Des coupes pratiquées dans les ganglions de l'aisselle gauche montrent quelques cellules géantes contenant des bacilles.

OBSERVATION IV

E. A. TSCHERNING. *Fortschritt. der Medizin,* 1885.

Marie P...., 24 ans, cuisinière chez le professeur H...., est
d'une famille sans tare tuberculeuse, et jouit elle-même d'une
excellente santé.

A la fin de juin 1884, le professeur H.... meurt de tuberculose
pulmonaire. Quelques jours avant sa mort, la cuisinière se
blesse en cassant le crachoir en verre du malade. Au bout de
quatorze jours, début d'un panaris sur l'endroit blessé, pansement phéniqué, pas de suppuration. Huit jours après, il ne
reste plus qu'une induration de la grosseur d'un pois.

La douleur et un œdème local ne disparaissant pas, le
Dr Tscherning enlève avec la cuiller la petite induration gra-
nuleuse.

Quelque temps après, la douleur, le gonflement, le trouble
fonctionnel du doigt, l'empâtement de la gaine tendineuse,
l'existence de deux ganglions épitrochléens et axillaires déter-
minent le professeur Studzgaard à faire l'opération qui eut
lieu le 21 novembre.

Il est à noter que l'état général de la malade était satisfaisant,
et qu'elle ne présentait aucun signe de tuberculose pulmonaire.

Après l'extirpation des ganglions épitrochléens et axillaires,
on énuclée le médius au niveau de l'articulation métacarpo-
phalangienne, et l'on résèque le tendon et sa gaine au niveau
du milieu de la paume de la main. La plaie guérit par première

int ntion au bout de onze jours, et la malade quitta l'hôpital con lètement guérie.

O rouve, à l'examen des pièces enlevées, des granulations dans gaine séreuse, et le microscope démontra dans ces granulatio , ainsi que dans les ganglions extirpés, l'existence de tubercu élémentaires et des bacilles de Koch.

Le D' 'scherning revit la malade en janvier 1885 et la trouva en cellente santé.

OBSERVATION V

'RKLEN. *Soc. méd. hopitaux*, 1885.

Inoculation tuber euse localisée aux doigts. — Lésions secon- daires de l'ordre tubercule anatomique. — Lymphangite tuberculo-gommeus consécutive.

La malade que j'ai l'honneur de vous présenter me paraît réaliser toutes les conditions de probabilité, sinon de certitude, en faveur d'une tuberculose inoculée. Les lésions cutanées dont elle est atteinte sont si remarquables par leur mode de développement et leurs caractères objectifs que j'ai cru devoir la soumettre à votre examen avant la mise en œuvre de tout traitement local.

Cette femme, âgée de 26 ans, a perdu son mari, il y a six mois, d'une tuberculose pulmonaire datant de trois années. D'une bonne santé habituelle et s 's le moindre antécédent suspect ni du côté de ses parents, i du côté de ces colla- téraux, elle a été la garde-malade on mari pendant les six derniers mois de sa vie, lavant e même son linge et ses crachoirs, habitant la même chamb et partageant son lit ; un travail de jour et de nuit lui pe mettait en même temps de subvenir aux besoins du ménage. Malgré cette hygiène défectueuse, elle se portait bien et n'avait jamais toussé, quand il y a quatre mois (deux mois par conséquent après la mort de son mari), elle s'aperçut de petits boutons rouges et douloureux, siégeant à la face dorsale du médius droit et à la racine de l'index gauche. Après avoir suppuré, ces boutons se recouvrirent de croûtes et parurent se dessécher; mais en réalité, ils ne guérirent pas, et à leur niveau se développèrent des placards légèrement verruqueux, saignant et devenant douloureux sous l'influence des frottements et des chocs.

La malade cependant ne s'en inquiétait pas autrement, quand, un mois plus tard, se montrèrent trois nodosités saillantes, dures, de la grosseur d'un pois à la face antérieure du bras. Ces petites tumeurs augmentèrent de volume, se ramollirent; la peau à leur niveau prit une teinte rouge livide; et bientôt les deux plus élevées s'ulcérèrent et se recouvrirent de croûtes. Au bout de quelques semaines, les mêmes lésions se développèrent sur le dos de la main et à la région externe de l'avant-bras. Enfin, ces derniers jours, la malade s'est aperçue d'une petite éruption analogue à la face interne du coude droit.

Jamais d'ailleurs elle n'en a souffert; sa santé générale est restée bonne, à part de l'amaigrissement constaté par ses parents plutôt que par elle-même. C'est seulement en voyant se multiplier les nodosités cutanées de ses bras, qu'elle s'est décidée à se présenter à la consultation de M. le Dr Besnier, que j'ai l'honneur de remplacer à l'hôpital St-Louis.

Je n'insisterai, pas Messieurs, sur les détails de l'observation, le moment n'étant pas encore venu de la publier intégralement. Je me contenterai, en vous présentant des moulages très bien exécutés par M. Baretta, et tout à l'heure la malade elle-même de vous donner un rapide aperçu des lésions.

Le point de départ de l'affection siège à droite, comme à gauche au niveau des doigts. Le caractère de la lésion initiale se montre avec sa plus grande netteté et à la face dorsale du médius droit. On y voit un placard ovulaire, d'un rouge violacé, squameux, rugueux et légèrement saillant reproduit par le moulage.

En détachant quelques squames, on découvre une surface mamelonnée, nettement papillomateuse; au palper, on sent une infiltration diffuse du derme donnant l'impression d'une tumeur étalée. En un mot, cela ressemble tout à fait a un *tubercule anatomique*. Même aspect à la racine de l'index gauche, où le pli digito-palmaire présente une fissure profonde à bords durs et cornés. La remarquable richesse du réseau lymphatique de cette région explique le plus grand développement des noyaux lymphangitiques à gauche; c'est le bras qui a été moulé. Enfin l'auriculaire gauche présente, sur le bord interne de l'ongle, des lésions de même ordre.

A ces dermopathies succèdent des traînées de lymphangite nodulaire discrètes à droite, très développées sur le membre supérieur gauche, où je les décrirai rapidement. Les nodosités peuvent être parfaitement suivies par la vue et le palper tout le long des troncs lymphatiques superficiels qui, partant de la racine de l'index, vont constituer le groupe externe ou radial. Elles forment une sorte de chapelet, dont les grains se succèdent sur une ligne étendue de l'index à la paroi antérieure de l'aisselle, en passant à la face dorsale de la main et de l'avant-bras, au devant du coude et de la face antérieure du bras.

Les plus petites nodosités ont le volume d'un grain de mil; elles siègent dans l'hypoderme et sont mobiles sous la peau. On en sent un grand nombre à la région externe de l'avant-bras, près du coude. A un degré plus avancé, ces petits grains font corps avec la peau et forment une saillie appréciable à la vue.

A la face dorsale de la main et de l'avant-bras, ce sont de gros tubercules, du volume d'un pois, jusqu'à celui d'un noyau de cerises, les plus petits durs, les plus grands ramollis à leur centre; ils sont indolents, et la peau, à leur niveau, violacée et amincie.

A la face antérieure du coude, un de ces tubercules, devenu plus gros, est mou et fluctuant, présentant tous les caractères d'une gomme cutanée. Disons de suite que le pus de cette gomme, examiné par M. Marfan, interne à l'hôpital St-Louis, *contient des bacilles de la tuberculose*. Il s'agit donc d'une gomme tuberculeuse. Enfin, plus haut, les noyaux tuberculo-gommeux sont ulcérés et recouverts de croûtes.

Toutes ces nodosités sont réunies par des cordons durs, qu'on sent nettement au coude, et qui sont évidemment des vaisseaux lymphatiques chroniquement enflammés. Enfin, on trouve dans l'aisselle, en arrière de sa paroi antérieure, plusieurs ganglions durs, gros et d'ailleurs indolents.

Nous avons déjà dit que la santé générale de la malade ne paraît pas avoir subi d'altération notable. Son affection semblerait donc être exclusivement externe et locale. Et cependant, malgré l'absence de toux, d'hémoptysie, de sueurs nocturnes, en dépit de la conservation des forces et de l'appétit, l'auscultation des sommets des deux poumons révèle des signes incontestables d'infiltration tuberculeuse au début, surtout à gauche. Le murmure vésiculaire s'entend très affaibli dans les deux fosses sus-épineuses ; à gauche, quelques crépitations fines sont perçues quand on fait tousser la malade.

Comme je le disais en commençant, Messieurs, l'observation est encore incomplète ; l'examen histologique d'un des noyaux excisés et le contrôle de l'inoculation viendront sans doute confirmer le diagnostic exclusivement clinique que je vous soumets. Je crois donc devoir réserver la discussion approfondie de ce cas, et je me contenterai d'émettre, en terminant, les quelques considérations suivantes :

Par leur évolution et leurs caractères objectifs, les nodosités lymphangitiques de ma malade se rapprochent des gommes scrofuleuses hypodermiques, et leur nature tuberculeuse, ou mieux bacillaire, est démontrée par l'examen histologique. Cette lymphangite tuberculo-gommeuse s'est développée à la suite de lésions des doigts, lesquels présentent tout à fait l'aspect du tubercule anatomique. Or, vous le savez, MM. Vidal et E. Besnier (et M. Verneuil s'est rallié à leur opinion) considèrent le tubercule anatomique, communément observé chez les étudiants en médecine et les garçons d'amphithéâtre, comme la conséquence d'une inoculation tuberculeuse accidentelle au cours des autopsies. L'existence insolite de tubercules anatomiques, chez une femme étrangère à ce genre d'opérations, suppose tout au moins une pathogénie analogue.

Et comment ne pas incriminer, pour notre malade, le contact inévitable des doigts avec les vêtements et le linge souillés par des crachats tuberculeux froids ou desséchés ?

Je conclus donc que cette femme s'est inoculé le virus tuberculeux par des écorchures des doigts : que ce virus, après avoir laissé les stigmates de son passage sous forme de tubercules anatomiques, a infecté les lymphatiques des membres supérieurs ; qu'actuellement les sommets des poumons sont le siège de lésions tuberculeuses commençantes, consécutives aux manifestations périphériques et externes de la maladie. Je suis heureux de déclarer que cette interprétation a été confirmée par mon savant maître, M. Besnier, qui a bien voulu examiner la malade.

De cette conclusion pathogénique découlent les indications thérapeutiques. Je me propose de détruire toutes les lésions accessibles, et tout d'abord celles des doigts, par la cautérisation ignée, procédé le plus sûr, comme l'enseigne, M Besnier, pour éviter les auto-inoculations tuberculeuses. Malheureusement, le traitement ne pourra être appliqué dans toute sa rigueur, en raison de la multiplicité et de la profondeur des foyers angioleucitiques, sans parler même de l'adénopathie axillaire. La malade a d'ailleurs été soumise, dès son entrée à l'hôpital, à un régime tonique et à la médication arsénicale.

OBSERVATION VI

KARG. Clinique de Thiersch. *Centralblatt*, 8 août 1885.

A. W... âgé de 38 ans, employé à l'hôpital, fut, il y a 6 ans, attaché à l'Institut pathologique et, comme tel, souvent chargé de faire les ouvertures de cadavre. Cet homme, marié et père de deux enfants bien portants, ne présente dans ses antécédents aucune tare tuberculeuse. Il porte depuis plusieurs années au pouce gauche, près de l'articulation métacarpo-phalangienne, un tubercule anatomique qui, traité de bien des façons, a tantôt augmenté, tantôt diminué, sans jamais disparaître.

Il y a huit semaines la lésion devient le siège d'un nouveau gonflement, de rougeur et de douleur ; un peu plus tard apparaissent sur l'avant-bras quelques petites nodosités indolentes.

Le malade est vu pour la première fois par Karg, le 8 juin. Indépendamment de son tubercule enflammé, il présente au niveau de l'avant-bras, sur le trajet des lymphatiques partant du pouce, cinq petits abcès sous-cutanés, le plus gros du volume d'une cerise, se montrant avec tous les caractères des suppurations tuberculeuses. Un de ces abcès est ouvert : l'orifice, très petit et entouré de granulations fongueuses, donne issue à un pus ténu et conduit dans une cavité anfractueuse creusée sous la peau qui, à ce niveau, est amincie et d'un rouge violacé.

Enfin plus haut, à la face antérieure du coude et sur le trajet de la veine basilique, on sent deux noyaux durs de la grosseur d'un pois, glissant sur l'aponévrose. Dans l'aisselle on trouve un seul ganglion augmenté de volume mais non douloureux.

En présence de ces diverses lésions Karg pensa à l'introduction dans les lymphatiques de virus tuberculeux provenant du tubercule anatomique, introduction ayant déterminé des abcès tuberculeux péri-lymphatiques. L'examen ultérieur confirma cette hypothèse. Le malade ayant été chloroformé, ses abcès furent incisés, et après évacuation d'un pus grumeleux, il fut aisé de voir que leurs parois présentaient tous les caractères propres aux abcès tuberculeux ; Karg fit alors l'extirpation de tous les tissus malades, y compris la peau amincie et altérée. Les nodosités du coude furent enlevées de la même manière et autant que le permettait l'état du tégument ; le tubercule anatomique du pouce fut extirpé par un procédé analogue.

Les tissus malades furent soumis au double contrôle des cultures et de l'examen microscopique. Par la culture sur des plaques de gélatine, le pus extrait des abcès donne un coccus blanc, analogue au staphylococcus de Rosenbach, mais pas de bacilles de la tuberculose. Par contre, l'examen microscopique de coupes faites après durcissement, soit des nodosités sous-cutanées, soit des parois d'abcès, donna des résultats positifs. Le pus, comme on pouvait s'y attendre ne contenait pas de bacilles, mais l'examen des coupes, après des recherches longues et laborieuses, permit d'en découvrir, le plus souvent à l'état isolé. La paroi des abcès avait d'ailleurs la structure des membranes tuberculeuses : cellules géantes, pas de vaisseaux, peu de coloration par l'aniline indiquant la névrose de coagulation. Les noyaux lymphangitiques avaient la structure suivante : centre caséeux entouré de cellules géantes et de bacilles, le tout noyé dans une épaisse couche de globules blancs.

Le malade est actuellement guéri; on constate seulement encore un peu de tuméfaction indolente du ganglion axillaire que Karg se dispose à extirper, s'il augmente de volume. L'auteur se demande en terminant si quelques bacilles n'ont pas échappé à son intervention et si le malade ne reste pas exposé à une infection générale.

OBSERVATION VII

MARTIN DU MAGNY. Thèse, Paris, 1885.

Le nommé B..., âgé de 28 ans, gainier, est entré il y a quelque temps à l'hôpital de la Pitié, salle Michon, n° 32, service de M. le professeur Verneuil.

L'interrogatoire ne nous permet de découvrir ni antécédents personnels ni antécédents héréditaires.

Il portait depuis longtemps un durillon professionnel à la partie interne de la phalangette du pouce de la main droite.

Au mois de janvier 1883 ce doigt enfla sans qu'il eût aperçu ni écorchures ni éraillures. Deux mois après, deux points blancs apparaissent, l'un au niveau du durillon, l'autre au-dessous. Deux orifices remplacèrent bientôt les points blancs et du pus séreux et mal lié, peu abondant d'ailleurs, s'en écoulait d'une façon continue.

Au mois de novembre de la même année deux incisions profondes et, quelques jours après, des cautérisations, avec le thermo-cautère, n'amènent aucun résultat, ces trajets restent ouverts et l'écoulement purulent continue.

Au mois de septembre 1884 l'amputation du pouce fut pratiquée dans la continuité de la phalange. La cicatrisation ne se fait pas, trois trajets fistuleux se forment sur la ligne de réunion.

La région thénar était gonflée ; trois mois après ce fut l'auriculaire qui augmenta de volume ; les mouvements devinrent impossibles. A ce doigt également, vers la partie moyenne de la phalange, apparut un point blanc qui fit place à un orifice par lequel s'écoulait du pus mal lié.

Alors le poignet se prit, la partie antérieure enfla notablement, les mouvements des doigts devinrent impossibles. Jusqu'ici l'état général s'était maintenu ; mais à cette époque, l'amaigrissement est notable, des sueurs nocturnes surviennent.

Le malade entre à l'hôpital St-Louis où il est opéré. Le 3 février 1884, on pratique l'amputation de l'avant-bras au lieu d'élection. La cicatrisation se fit rapidement et B..., fut envoyé à Vincennes, où il resta un mois. Puis il revint à l'hôpital pour faire ouvrir un abcès qui s'était formé à la partie interne du moignon. L'abcès est ouvert et drainé ; mais, depuis cette époque, la suppuration n'a pas cessé.

Au moment où nous voyons le malade, le moignon est gonflé, empâté, n'est pas douloureux. L'ouverture qui a été pratiquée forme l'extrémité d'un trajet qui se dirige vers le pli du coude.

Depuis sept mois une tumeur s'est montrée au niveau du

sternum, à la hauteur de l'articulation chondro-sternale de la 4° côte. Cette tumeur, petite d'abord, atteint aujourd'hui le volume d'un œuf; elle est molle et fluctuante.

L'auscultation permet de constater une certaine rudesse de la respiration, quelques râles de bronchite au niveau de la base droite. Le malade est amaigri, pâle, débilité.

Le professeur Verneuil pratique l'amputation du bras le 20 novembre. Le moignon et surtout le trajet dont nous avons parlé étaient pleins de fongosités.

Observation VIII

Axel Holst. *Semaine médicale*, p. 365, 20 octobre 1885.

Une infirmière, de famille saine, éprouva, en donnant des soins à des phthisiques, des douleurs dans le pouce droit, qui finit par se tuméfier. Elle croyait qu'il s'y était implanté un corps étranger, mais toutes les recherches faites dans ce but n'eurent aucun succès. Au bout de quelque temps la tumeur abcéda, et il resta une plaie qui ne put cicatriser, bien qu'on eut recours à toutes sortes de traitements. Peu après, les mêmes symptômes apparurent à l'index droit et à l'annulaire gauche; il se forma également sur ces deux doigts une plaie qui resta aussi sans se cicatriser. Plus tard, on constata une tumeur dans l'aisselle droite. Le malade avait de la fièvre et présentait les symptômes de la tuberculose localisée.

Les plaies ayant été soumises au grattage avant que M. Holst eût eu l'occasion de les examiner, il ne lui a pas été possible d'y retrouver des bacilles tuberculeux : mais dans les ganglions de l'aisselle qui furent extirpés on a trouvé de ces bacilles en grand nombre : ils se trouvaient répandus çà et là dans le tissu glandulaire dont la texture était nettement tuberculeuse.

Après l'intervention chirurgicale, la malade alla mieux, mais il faut attendre encore quelque temps avant de porter un pronostic quelconque.

OBSERVATION IX

E. LEHMANN, *Deutsche Medic. Wochenschrift*, 1886.

Lehmann a observé en 1879, dans la ville russe de Pojeshiza, dix exemples de tuberculose survenue chez des enfants juifs et imputable à une inoculation ayant eu pour porte d'entrée la plaie préputiale, suite de la circoncision. Le rabbin qui avait circoncis ces enfants était affecté d'une tuberculose parvenue à la dernière période. Suivant l'usage, paraît-il, il avait, aussitôt l'opération, appliqué ses lèvres sur la plaie pour tarir l'hémorrhagie par succion de la surface saignante. Chez tous les enfants en question les premiers signes de la tuberculose s'étaient montrés dix jours après la circoncision ; la plaie préputiale était envahie par une ulcération grisâtre, à marche extensive, avec engorgement des ganglions de l'aine. Rien dans les symptômes consécutifs, n'autorisa le soupçon d'une infection syphilitique. Trois des enfants sont morts de méningite tuberculouse, trois autres ont eu des suppurations multiples et sont morts d'épuisement ; un autre a succombé à une diphtérie intercurrente ; trois ont guéri après avoir présenté pendant une année tous les signes de la scrofule ganglionnaire.

OBSERVATION X

ULSENBERG (de Varsovie). *Berliner Klin. Wochenschrift*, 1886, n° 35, p. 581.

Enfant mâle, né au mois de septembre 1885 de parents parfaitement sains, qui fut circoncis huit jours après sa naissance. Le rabbin ne manqua pas de pratiquer la succion de la plaie préputiale. Loin de se cicatriser la plaie se mit à suppurer ; deux mois plus tard, les parents constatèrent l'existence d'un engorgement des ganglions de l'aine. Le 28 février de l'année présente l'enfant fut conduit à l'hôpital israélite de Varsovie. Il portait, à l'extrémité du prépuce, un ulcère recouvert d'un exsudat jaunâtre qui infiltrait les tissus sous-jacents dans une assez grande profondeur. Le frein était également le siège d'un noyau d'infiltration du volume d'un pois. Grand endolorissement des parties infiltrées. A chaque pli de l'aine véritable tumeur ganglionnaire, celle de gauche ulcérée en un point qui est envahi par une tumeur violacée. Derrière l'oreille gauche, dans le voisinage de l'apophyse mastoïde, s'était formé un abcès fluctuant. Les ganglions lymphatiques des autres régions n'étaient pas engorgés ; pas de traces d'exanthème. Rien d'anormal du côté des poumons et du tube digestif. On crut d'abord à la nature syphilitique des lésions ; le traitement spécifique échoua.

L'enfant finit par succomber. L'examen microscopique des préparations faites avec des fragments de tissu émanant des foyers morbides a fourni la preuve de la nature tuberculeuse des lésions.

Depuis le mois de mai Elsenberg aurait observé trois nouveaux cas de tuberculose inoculée par la circoncision.

OBSERVATION XI

HOFMOKL. Société império-royale des médecins de Vienne. *Semaine médicale*, 26 mai-2 juin 1886.

Enfant âgé de huit mois, né de parents tout à fait sains ; la mère a quarante-cinq ans, et le père cinquante-deux ; il y a encore deux enfants dans la famille qui se portent bien, un quatrième est mort dans la plus tendre enfance.

L'enfant fut circoncis à l'âge de huit jours, selon le rituel, mais la mère de l'enfant ne sait pas si le sang fut sucé par l'opérateur. La plaie ne guérit pas, et la septième semaine après la circoncision, l'enfant fut apporté chez M. Hofmokl. L'état général ne laissait rien à désirer. Sur la face dorsale du gland de la verge, on constata un ulcère recouvert d'un enduit grisâtre ; les ganglions inguinaux étaient engorgés. Le reste du corps et les viscères ne présentaient rien d'anormal.

M. Hofmokl ne put poser aucun diagnostic, il appliqua un pansement iodoformé et prescrivit des bains. Quelques semaines après, l'ulcère n'était pas guéri, au contraire, ses bords présentaient une légère induration.

M. Hofmokl ordonna alors un traitement anti-syphilitique (iodure de potassium, mercure, calomel à l'intérieur, bains de sublimé, de soufre, d'iodure, etc ...) sans aucun succès. Il ne put constater du reste pendant ce temps aucun symptômes de syphilis ; bientôt les glandes engorgées augmentèrent de volume et s'abcédèrent, et l'enfant commença à maigrir.

M. Hofmokl enleva les ganglions inguinaux, au nombre de trente environ, dont le volume variait entre celui d'une petite fève et celui d'une noisette. Tous étaient en dégénérescence caséeuse et purulente. L'ulcère du gland fut cautérisé avec le thermo-cautère de Paquelin. A l'examen de ces glandes on a reconnu qu'il s'agissait de tuberculose. M. le professeur Weichselbaum y a trouvé des bacilles, de sorte qu'il ne peut y avoir aucun doute sur la nature tuberculeuse de l'affection.

M. Hofmokl a pris des informations pour savoir la manière dont l'infection avait eu lieu ; la nourrice, qui a allaité l'enfant dès sa naissance, est parfaitement saine, la mère présente au sommet d'un poumon une légère matité, mais elle se porte d'ailleurs très bien. L'auteur ne sait donc pas si la circoncision a réveillé une prédisposition latente, ou bien si l'infection a eu lieu par la succion pratiquée par l'opérateur.

Observation XII

CZERNY. *Centralblatt für Chirurgie*, 1886, suppl. au n° 24, p. 18.

Sur le développement de la tuberculose à la suite des greffes cutanées.

Czerny, au quatorzième congrès des chirurgiens allemands, appelle l'attention sur la possibilité d'une inoculation tuberculeuse par l'intermédiaire des transplantations cutanées. Dans deux cas de vastes plaies consécutives à des brûlures, chez des sujets antérieurement bien portants, on fit des greffes avec des morceaux de peau provenant de membres amputés pour des affections chirurgicales tuberculeuses. Chez les deux malades apparurent ultérieurement des arthrites tuberculeuses au voisinage de ces plaies. Czerny ne méconnaît pas toutefois que dans ces cas on pourrait invoquer d'autres portes d'entrée du virus tuberculeux.

Observation XIII

WAHL. Quinzième congrès de la Société allemande de chirurgie. *Semaine médicale*, 12 mai 1886, p. 201.

Le 1er septembre 1884, un garçon âgé d'un an, dont les parents étaient de simples ouvriers, fut reçu à l'hôpital de Essen. Il était atteint d'une inflammation gangréneuse aiguë de la main gauche consécutive à une plaie négligée d'un doigt. Je fis l'amputation dans l'avant-bras. Guérison afébrile.

Au commencement de 1885 l'enfant rentra chez lui; sur le moignon il existait encore une surface bourgeonnante d'une dimension d'à peu près un centimètre. L'exploration microscopique des parties affectées de la main amputée avait permis de constater la présence de spirilles semblables à celles de la bouche, à la limite de la peau nécrosée et de celle qui était simplement enflammée. Billroth a décrit aussi ces spirilles.

L'enfant revint au bout de sept semaines; il avait une température exagérée et présentait des symptômes de bronchite. La surface de la plaie, couverte d'une couche grise, avait augmenté du quadruple. Les glandes axillaires étaient tuméfiées et dures. Je constatai dans le pus sécrété par la plaie et dans les granulations qui la recouvraient, des bacilles de la tuberculose; je fis aussitôt l'opération en évacuant du creux axillaire toutes les glandes que je pus atteindre, soit en arrière jusque sous l'omoplate, soit en avant sous le pectoral. L'examen microscopique démontra l'existence d'une dégénérescence tuberculeuse complète de ces glandes. La plaie du moignon fut raclée avec la curette tranchante et l'enfant guérit.

Wahl après avoir rejeté l'influence héréditaire et cherchant l'étiologie de ce cas découvrit que l'enfant, après son renvoi de l'hôpital la première fois, avait été confié exclusivement aux soins d'une fille âgée de treize ans atteinte d'un lupus du nez caractérisé. Il admet l'infection de la plaie du moignon par le lupus, soit directement, soit par l'intermédiaire des objets de pansement.

OBSERVATIONS XIV, XV, XVI

WAHL. Quinzième congrès des chirurgiens allemands. *Semaine médicale*, 12 mai 1886, p. 202.

Wahl cite l'exemple d'un enfant nouveau-né qui, infecté par sa mère phthisique, fut atteint d'un ulcère tuberculeux à l'ombilic et contracta ensuite une péritonite tuberculeuse à laquelle il succomba.

Un garçon âgé de trois ans, en bonne santé, sans disposition héréditaire, eut un eczéma de l'aine. Ayant couché dans le même lit avec une fille phthisique, les vésicules d'eczéma se

remplirent de bacilles tuberculeux, et peu après l'enfant fut
atteint d'une coxalgie tuberculeuse.

Un homme de 36 ans fut amputé de la cuisse pour une tumeur
blanche du genou ; auparavant il avait eu à la jambe un eczéma
pour lequel il avait fait de fréquents lavages au lait cru. Une
inoculation par le lait d'une vache phthisique n'est pas impossible dans ce cas.

Observation XVII

KŒNIG. Quinzième congrès de la Société allemande de chirurgie. *Semaine médicale*, 12 mai 1886.

Un médecin abusait des injections de morphine et de cocaïne.
Des phlegmons en furent la conséquence ; pour les inciser on le
narcotisa et pendant cette narcose il mourut subitement. L'autopsie montra que le cœur était dégénéré, mais on constata, en
outre, une tuberculose localisée aux parois abdominales.

On découvrit alors que ce médecin avait soigné un phthisique à une période avancée de la maladie, auquel il avait fait
des injections sous-cutanées de morphine en se servant de la
même seringue dont il faisait usage pour lui-même. C'est par ce
procédé que, sans doute, il s'est infecté lui-même.

Observation XVIII

G. MIDDELDORPF. *Fortschritt der Medizin*, 1886, n° 8.

Jeune homme de 16 ans, jusque-là de parfaite santé, issu de
parents sains, se fait avec une hache, six semaines avant son
entrée à l'hôpital, une plaie pénétrante du genou. La cicatrisation de la plaie, pansée avec un simple mouchoir s'était effec-
tuée dans l'espace de huit jours, sans réaction inflammatoire.
Le malade se mit à marcher, son genou étant raide. Quinze jours

après l'accident, la jointure commença à enfler, elle était devenue le siège de douleurs extrêmement violentes ; atrophie locale. Le malade se fit admettre dans le service du professeur Maas (de Wurtzbourg) qui pratiqua la résection totale du genou. Évacuation d'une petite quantité de pus diffluent ; cartilage normal ; capsule synoviale transformée en couenne, de l'épaisseur d'un doigt ; pas de foyer osseux. La synoviale fut extirpée ; l'examen microscopique y fit découvrir des bacilli tuberculosi en nombre restreint. Le malade a guéri.

Observation XIX

Paul Raymond. *France médicale*, 1880.

Tuberculose cutanée par inoculation directe sur un sujet atteint de tuberculose pulmonaire. Auto-inoculation bacillaire.

Le nommé S. C..., âgé de 42 ans, typographe, entre à Saint-Louis le 2 mars 1880, dans le service de M. Vidal.

Le père de ce malade serait mort d'une maladie de poitrine, la mère de vieillesse. Treize frères ou sœurs sont morts de maladies inconnues ; une sœur aurait succombé à une affection pulmonaire qui paraît avoir été de nature tuberculeuse. Cet homme a eu à l'âge de 11 ans la fièvre intermittente et dans son enfance quelques accidents de scrofule. De 1870 à 1873 il aurait eu des crachats striés de sang mais pas d'hémoptysie vraie. Il n'est ni rhumatisant, ni syphilitique, ni alcoolique.

Il raconte qu'il s'enrhume facilement, tousse de temps en temps et crache un peu le matin, mais il dort bien et ne maigrit pas. Il n'a pas de sueurs nocturnes ; il est de taille moyenne, de tempérament lymphatique. Ses muscles sont un peu flasques, mais non amaigris. Le malade nous dit qu'il y a environ un an il s'écorcha la face dorsale de la main au niveau de la

partie moyenne du deuxième métacarpien gauche avec un fer
dont il se servait pour son métier de typographe. Aussitôt après
l'accident il suça cette petite plaie. Cette égratignure, dit-il,
au lieu de se guérir, se recouvrit de croûtes : celles-ci s'étendirent peu à peu et au-dessous d'elles le malade vit sourdre du
pus.

Le malade ne peut d'ailleurs donner de renseignements précis sur le laps de temps qui a pu s'écouler entre l'époque où
l'inoculation paraît s'être faite et le moment où s'est développé
le tubercule anatomique. Il ne se rappelle pas non plus si l'ulcération offrait des caractères spéciaux. On trouve aujourd'hui,
au niveau de la place indiquée, une masse saillante constituée
par une surface croûteuse au-dessous de laquelle existe une
ulcération donnant du pus, mais en quantité peu abondante. Les
croûtes sont noirâtres, l'ulcération atteint les dimensions d'une
pièce de un franc, son fond est recouvert de petites saillies
papillomateuses. Elle est entourée d'une zone d'un rouge violacé, sans chaleur, épaississement ni tension. Cette zone érythémateuse est le siège d'une desquamation épidermique foliacée très fine. La peau au voisinage de l'ulcération n'est ni
indurée ni saillante. Il n'y a autour de cette ulcération aucun
trouble de sensibilité.

Le ganglion épitrochléen n'est pas engorgé : on ne sent pas
non plus de ganglions tuméfiés dans l'aisselle,

La santé générale du malade est assez bonne. Cependant,
en examinant les poumons, on trouve une expiration prolongée
et soufflante sus-épineuse gauche et sous-épineuse droite, une
exagération de la toux et de la voix, surtout à gauche. Au sommet droit en avant diminution de l'élasticité et du son ; craquements humides.

Dans les crachats l'examen par la méthode d'Ehrlich montre
la présence de bacilles.

L'examen du pus qui provient de la plaie est fait à différentes
reprises, mais le résultat, au point de vue bacillaire, est toujours négatif.

Le 26 mars M. Vidal pratique le raclage de la tumeur avec la curette.

Pansement phéniqué. L'opération n'offre rien de spécial à noter non plus que les suites.

Le 1er avril la plaie bourgeonne et est à peu près cicatrisée lorsque la malade quitte l'hôpital le 5 avril.

Examen histologique après durcissement dans l'alcool, coloration au picro-carmin.

L'épiderme est resté entièrement sain : le corps muqueux de Malpighi est indemne. Il est intéressant de faire remarquer qu'il a fait, en quelque sorte, office de barrière ; la prolifération cellulaire qui a envahi les papilles du derme n'a pas dépassé la couche des cellules cylindriques de l'épiderme qui sont restées normales.

Cependant, l'épaisseur du stratum granulosum est plus considérable qu'à l'état normal et l'on constate aussi un développement exagéré de la couche cornée de l'épiderme. C'est dans l'épaisseur du derme que l'on trouve les principales lésions.

On voit d'abord une prolifération nucléaire des plus abondantes qui a manifestement débuté par la périphérie des vaisseaux. La plupart des artérioles présentent des traces de périartérite ; quelques-unes d'entre elles sont oblitérées. Grand nombre de cellules géantes disséminées dans toute la préparation. Les noyaux ont envahi successivement l'épaisseur du derme ; les papilles en sont infiltrées, mais dans ces papilles comme dans les couches les plus superficielles du derme, on constate beaucoup moins de cellules que dans les couches moyennes. C'est au niveau de celles-ci que le processus de néoformation a acquis son maximum de développement.

Les papilles du derme sont élargies. Les poils paraissent normaux. L'infiltration nucléaire se propage jusque sous le halo inflammatoire qui entoure l'ulcération ; la prolifération cellulaire diminuant d'intensité à mesure qu'on approche de la périphérie. Mais la peau qui paraissait saine autour de la lésion présente également des traces de prolifération conjonctive toujours au niveau des couches moyennes du derme.

La recherche des bacilles par le procédé d'Ehrlich a porté sur douze coupes, mais sans résultat positif.

OBSERVATION XX

P. RAYMOND. *France médicale*, 28 août 1886.

Tuberculose cutanée par inoculation directe de crachats tuberculeux. — Tubercule anatomique évoluant rapidement. — Présence de bacilles. — Guérison.

Le nommé Jules J..., âgé de 62 ans, vannier, entre le 8 juin 1885 à l'hôpital Saint-Louis, dans le service de M. Vidal.

Ce malade a eu la variole à l'âge de 8 ans. Il avait eu les fièvres intermittentes en Algérie à l'âge de 26 ans.

Pas d'antécédents de scrofule, de rhumatisme, ni de syphilis.

Absinthisme prononcé. Le père est mort alcoolique. La mère est morte d'accident.

Aucune affection de poitrine dans la famille.

Les deux sœurs de sa femme et cette dernière sont mortes tuberculeuses.

Le malade raconte qu'il y a un an, vers le 15 mai 1885, il se piqua dans les champs avec une épine de ronce. Il ne prêta à cette écorchure aucune attention et revint chez lui où se trouvait sa femme, atteinte de tuberculose pulmonaire depuis environ dix mois. Le malade couchait avec sa femme, nettoyait les crachoirs remplis d'expectoration purulente abondante et frottait dans ses mains les mouchoirs dans lesquels crachait sa femme, pour ne pas les envoyer aussi sales à la lessive.

Sa femme mourut d'ailleurs environ trois semaines après l'accident. Mais le malade avait remarqué que la petite plaie ne se cicatrisait pas. Au bout de quinze jours, elle était suivie d'une

petite excoriation qui s'agrandit peu à peu ; elle se recouvrit
d'une croûtelle formée par du sang desséché et ce n'est guère
que six semaines ou deux mois après l'accident que se forma une
croûte grisâtre au-dessous de laquelle le malade faisait sourdre
du pus par pression. Quelques jours après, il vit se former autour de l'ulcération de petites masses purulentes qui se réuni-
rent bientôt à l'ulcération primitive, celle-ci s'étendant assez
régulièrement par un processus d'envahissement excentrique.
Depuis cette époque, les dimensions de la lésion ont augmenté
peu à peu et le cercle inflammatoire périphérique est apparu.
Aujourd'hui, on trouve sur la face dorsale de la main gauche,
au devant des troisième, quatrième et cinquième métacarpiens,
une plaque arrondie, rouge, érythémateuse, un peu plus grande
qu'une pièce de 5 francs. Sur la partie médiane de cette plaque
on voit une surface formée de croûtes sèches saillantes, sur une
étendue de quatre centimètres environ. Au-dessous de ces
croûtes se trouve du pus. A la périphérie on voit une zone inflammatoire d'un rouge vif disparaissant à la pression et qui est
recouvert de lamelles épidermiques foliacées très fines. Cette
zone entoure d'une façon assez régulière la partie centrale
croûteuse gris brunâtre et atteint environ 2 centimètres de
rayon.

La lésion n'est aucunement douloureuse, ni spontanément ni
à la pression ; par moment, cependant, le malade y ressentirait
quelques légères démangeaisons : mais il n'en est pas gêné et
ne s'inquiète que de son accroissement.

On ne trouve à l'avant-bras aucune trace de lymphangite,
mais on constate que deux ganglions sus-épitrochléens sont
engorgés ; ils sont durs, roulant sous le doigt et sont quelque
peu douloureux. M. Vidal se réserve de faire enlever ces ganglions dans le cas où leur volume ne diminuerait pas après
l'opération que doit subir le malade.

Rien d'anormal dans l'aisselle.

Bon état général du malade. Viscères absolument sains.
Aucun signe de tuberculose pulmonaire ou autre ; on constate

des symptômes très manifestes d'alcoolisme (tremblements des mains, des lèvres, de la langue, rêves professionnels, etc.).

Après avoir enlevé la croûte qui recouvre l'ulcération, on voit que la surface de cette dernière est papillomateuse, grenue, qu'elle donne issue à du pus et que ce dernier sort à la pression comme à travers les orifices d'une écumoire.

Le 16 juin, après éthérisation préalable, M. Vidal pratique le raclage en dépassant largement les limites du halo inflammatoire. Pansement au sublimé. Les suites de l'opération sont des plus simples.

Les jours suivants, la plaie bourgeonne et la cicatrisation est complète le 1er juillet.

Des deux ganglions épitrochléens, l'un a disparu l'autre a considérablement diminué de volume, mais il est encore dur et un peu douloureux. De par ce fait le malade sera tenu en observation.

Examen histologique. — On trouve à peu près les mêmes lésions que dans l'observation précédente; augmentation de l'épaisseur de la couche cornée de l'épiderme et du stratum granulosum. Les autres couches de l'épiderme sont saines.

Les papilles du derme sont très élargies, comme terminées en massue et remplies de cellules embryonnaires; elles sont beaucoup plus malades que dans le cas relaté ci-dessus. Les prolongements interpapillaires de l'épiderme sont plus volumineux et descendent beaucoup plus bas que normalement dans la profondeur du derme. Mêmes altérations des couches moyennes du derme. Début de la néoplasie autour des vaisseaux. Outre la périartérite on trouve de l'endartérite à plusieurs degrés.

En recherchant les bacilles par le procédé d'Ehrlich, on en trouve dans trois préparations sur dix. Ils sont disséminés au milieu des cellules de nouvelle formation du derme et ils y paraissent en petit nombre.

Observation XXI

P. RAYMOND. *Loc. cit.*

Tuberculose cutanée verruqueuse par inoculation bacillaire
probable.

M. C., âgé de 45 ans, valet de chambre, a toujours joui
d'une bonne santé. Pas de scrofule, pas de syphilis, de rhumatisme, ni d'alcoolisme. Aucun antécédent héréditaire quant à la
tuberculose.

Sa femme est atteinte, depuis deux ans, d'une bronchite
tuberculeuse. Elle présente des craquements et une respiration
soufflante aux deux sommets et offre tous les attributs de
phthisie pulmonaire à la première période. C., raconte qu'il y
a près de deux ans il vit apparaître à la face palmaire du pouce
gauche un petit bouton dur qui grossit peu à peu et qui se met
à suppurer. C., qui n'avait auparavant remarqué aucune écorchure, n'y fit d'abord pas attention, mais bientôt il vit survenir, autour de cette production cornée, une autre petite élevure
qui se ramollit à son centre et se mit à son tour à suppurer ;
puis il se développa successivement une série de petits boutons
semblables qui tous suppurèrent. Il en résultait une sorte de
papillome qui persiste encore aujourd'hui avec les caractères
suivants :

On trouve sur la deuxième phalange du pouce, à la face palmaire, une surface verruqueuse de la dimension d'une pièce de
un franc, d'un gris sale constitué par une couche épidermique
épaisse, dure, rugueuse, saillante et sillonnée de fissures, les
unes étroites et peu profondes, les autres larges et s'enfonçant
vers le derme qui est d'un rose un peu foncé, mais sans halo inflammatoire. La lésion est parfois douloureuse spontanément :
ce sont alors des démangeaisons, des picotements ; mais à la

pression, on détermine une véritable douleur. La peau, qui avoisine cette surface muqueuse, est saine, de coloration et de consistance normales.

Il n'y a aucune trace de lymphangite, ni d'adénite du membre supérieur. L'état général du malade est, d'ailleurs, satisfaisant Il ne tousse pas et ne présente aucun signe de tuberculose viscérale.

Le 1er juillet, raclage de toute la surface papillomateuse. Vu la dureté de la surface papillomateuse, le raclage est assez difficile et l'on ne peut pratiquer l'examen histologique de la lésion. Pansement au sublimé au millième, puis par l'emplâtre de M. Vidal (miniuum et cinabre).

Le 15 juillet, la petite plaie est complètement guérie et recouverte d'une surface épidermique rose et lisse.

OBSERVATION XXII

VERNEUIL. *Études expérimentales et cliniques sur la tuberculose.* Paris, 1887, II' fascicule.

Au temps où j'étais aide d'anatomie, eut lieu un concours pour une chaire de médecine opératoire Dans l'épreuve d'opération sur le cadavre, j'assistai mon ancien maître, M. Maisonneuve qui avait à faire la résection du maxillaire supérieur.

On se servait alors habituellement de la scie à chaîne; qu'on passait dans les interstices osseux de la face avec une grande aiguille courbe, munie d'un fil plus ou moins long. Pendant la section de l'os malaire, la pointe de l'aiguille devenue flottante blessa à la main M. Maisonneuve et moi-même, qui me chargeais de fixer la tête.

Nous ne fîmes pas grande attention à cette plaie, du reste fort petite ; c'est seulement une heure après au plutôt, que je me lavai les mains, ayant continué à assister les autres candidats.

J'oubliai l'incident et continuai naturellement mes exercices anatomiques quotidiens. Quelques jours plus tard, survint à l'endroit de la piqûre un petit bouton qui grossit, s'indura, se fendilla, prit l'aspect papilliforme, et bref devint un tubercule anatomique type. Tout d'abord je ne me rappelai point son origine ; mais environ trois mois après, je revis M. Maisonneuve portant un superbe tubercule anatomique dont il faisait remonter le début à la piqûre du concours. C'est alors que je me souvins d'avoir été à la même époque blessé avec le même instrument contaminé par le même sujet.

Je ne saurais dire à quelle affection avait succombé ce dernier, mais certainement il nous avait inoculés tous deux, puisque notre tubercule datait du même jour et s'était développé précisément au lieu où la pointe de l'aiguille nous avait entamé lapeau.

Depuis lors, et le fait remonte à 1850, j'ai toujours cru à la nature contagieuse du tubercule anatomique. A la vérité, chez M. Maisonneuve comme chez moi-même, la lésion resta tout à fait locale, unique, circonscrite et les ganglions ne s engorgèrent point. Plus heureux que Laënnec et que le jeune médecin dont j'ai raconté la triste histoire à l'Académie en janvier 1884, nous ne présentâmes ultérieurement aucune trace d'infection, ce qui s'explique : M. Maisonneuve et moi constituant de mauvais terrains pour la culture prospère de la tuberculose.

Je ne me rappelle plus quand ni comment mon ancien maître a guéri, mais je sais fort bien comment je parvins à me débarrasser, j'avais essayé vainement divers topiques, lorsqu'au printemps de 1850, s'ouvrit le concours du prosectorat. Pendant deux mois environ, en préparant mes pièces sur le pancréas, j'eus pendant plusieurs heures par jour les mains continuellement humectées par un mélange d'eau, d'alcool et d'essence de térébenthine où macéraient ces pièces. Mon tubercule disparut peu à peu et ne revint jamais.

On sait que quelques médecins accordent à la térébenthine une action spécifique assez puissante sur le tubercule. Ce fait serait favorable à leur opinion.

L.   7

Observation XXIII

Verchère. *Études expérimentales et cliniques sur la tuberculose.* Paris, 1887.
2ᵉ fascicule.

*Morsure par un sujet tuberculeux, apparition au point blessé
d'un tubercule anatomique.*

En 1886, au mois de juillet, lorsque j'étais chef de clinique à
l'hôpital de la Pitié, se présente à la consultation externe, une
forte et robuste ménagère âgée de 38 ans, haute en couleur et
bien vivante. Elle venait me montrer une lésion qu'elle portait
au niveau de la face dorsale de l'extrémité métacarpienne de
la première phalange de l'index.

Cette lésion avait l'apparence d'une petite tumeur aplatie,
bien nettement circonscrite, de la grosseur d'une fève, rouge,
rénitente, modérément douloureuse à la pression. La peau
entourant la tumeur était d'un rouge violacé. La surface de
celle-ci était couverte de rugosités dures, presque cornées, fendillées, et appréciables au toucher et à la vue. Rien aux ganglions de l'épitrochlée ou de l'aisselle, pas de lymphangite, pas
de phénomènes inflammatoires.

Le diagnostic sautait aux yeux et je m'écriai : « Voilà un
tubercule anatomique ! » Mais comment cette malade pouvait-
elle avoir contracté une telle lésion ?

La profession de ménagère ne l'exposait guère aux blessures
des anatomistes et elle ne devait pas avoir eu souvent de rapport avec les cadavres.

Je l'interrogeai et elle me répondit que cette petite tumeur
était rapparue depuis un an, au niveau d'une morsure que lui
avait faite son mari en jouant. « Si ce mari était tuberculeux,
pensai-je, voilà qui serait intéressant. » Je repris l'interrogatoire
et elle m'apprit que son époux toussait depuis deux ans, qu'il
était faible de poitrine, et était soigné par un médecin. Je

demandai à le voir et pus constater, en l'auscultant, qu'il présentait des lésions anciennes aux deux sommets.

La morsure au début n'avait produit qu'une très petite écorchure, mais les dents avaient déterminé probablement une légère ecchymose, car la malade nous dit que tout autour s'était produite une tache noire ayant disparu peu à peu. Ce n'est que quelque temps après qu'elle s'aperçut d'une petite élevure qui lentement, progressivement, sans rétrocéder, arriva au volume qu'elle présente actuellement.

Je lui fis faire pendant quelques jours des applications de cataplasmes et me proposais de la traiter par les scarifications ; mais la perspective d'un intervention chirurgicale ne la séduisit probablement pas ; le jour où je lui en parlai fut le dernier où je la vis.

OBSERVATION XXIV

FLEUR. In *Études expérimentales et cliniques sur la tuberculose*, Paris, 1887,
II° fasc.

Plaie contuse de la région sacrée chez une jeune fille robuste en rapport habituel avec un phtisique. Contagion probable. Mort de tuberculose à marche rapide.

Abel W..., menuisier, 27 ans, célibataire, habitant la province, vigoureux et d'une bonne santé jusqu'en mars 1882, se refroidit à cette époque en sortant du bal et meurt 14 mois plus tard, en mai 1883 d'une phthisie pulmonaire des mieux caractérisées.

Son père était déjà mort de bronchite tuberculeuse à l'âge de 35 ans. Son frère aîné, frêle et souvent malade, vit encore, mais de ses trois enfants deux sont atteints de synovite fongueuse.

Deux ans après la mort de son mari, Mme W..., mère, d'une

excellente constitution, n'ayant jamais été malade avant et ne l'étant jamais devenue après, se remarie avec Désiré S..., jouissant lui-même d'une parfaite santé. En 1865, ils ont une fille, Louise, qui en 1882, au moment où son frère tomba malade, était d'une taille au-dessus de la moyenne, fraîche, munie d'un léger embonpoint, bien réglée depuis 2 ans, offrant en un mot le type de la jeune fille bien portante.

Pendant que son frère était malade, elle passait souvent une partie de la journée auprès de lui, et le soir se retirait dans sa propre chambre, située au premier étage. Les choses allèrent ainsi jusqu'à la fin de février 1883, lorsque Louise fit sur le siège une chute dont elle ne voulut pas parler. Quinze jours après, au retour d'une promenade, elle fut prise d'une violente métrorrhagie ; elle avoua alors la chute antérieure et l'on put constater à la région sacrée une plaie contuse de la dimension d'une pièce d'un franc.

A partir de là, des symptômes alarmants se succédèrent sans relâche : inappétence, amaigrissement, perte des forces, toux sèche, puis grasse, fièvre vespérale, enfin évolution successive de phtisie pulmonaire. Cinq mois après sa chute, un mois et demi après la mort de son frère, elle succombait dans la cachexie tuberculeuse la plus prononcée.

La plaie de la région sacrée n'avait pas présenté la moindre tendance vers la cicatrisation.

OBSERVATION XXV

LESER (de Halle). *Fortschritt der Medizin*, 1887. *Gazette hebdomadaire*, 21 octobre 1887.

Femme de 54 ans, pas d'hérédité, pas de maladies antérieures sauf une rougeole. Deux enfants sains. Il y a trois ans, coupure au pouce, la plaie ne guérit pas, s'étend et après une année gagne l'index (y avait-il ou non blessure de ce doigt ?). Six mois plus tard, apparition d'une tumeur du volume d'une noisette. Dans le côté droit de la poitrine, augmentation rapide de volume, car, quatre mois et demi plus tard, la tumeur est grosse comme une tête d'enfant.

Poumons sains, urine sans albumine. Diagnostic : abcès froid rétro-mammaire. Incisions, curage, troisième côté légèrement dénudée, drainage ; guérison.

La malade n'avait pas parlé de ses doigts malades, qu'on ne vit qu'au moment de l'opération. Avec des ciseaux, des pinces, des cuillers, on enlève la peau malade des deux doigts et l'on trouve des nodosités tuberculeuses et des bacilles. Os et articulations intacts. Interrogée, la malade se souvient qu'un an et demi auparavant, elle avait eu à l'avant-bras une petite tumeur qui s'était ramollie, avait suppuré un mois, puis s'était fermée. On constate en effet sur le trajet des lymphatiques du pouce une cicatrice et, tout près de celle-ci, une tumeur grosse comme un haricot. On extirpe cette tumeur, c'est un ganglion devenu tuberculeux où l'on constate des bacilles. Donc, porte d'entrée : plaie du doigt, propagation par les lymphatiques (abcès) et finalement abcès rétro-mammaire.

OBSERVAVION XXVI

DEMME. *Medicinischer Bericht ueber die Thaetigkeit des Hennerschen Kinderspital in Bern in Laufe des Jahres*, 1885. Bern, 1886, analysé, par SPRENGEL. (*Centralblatt für Chirurgie*, 1887, p. 841.)

Infection bacillaire d'un eczéma chronique de la paroi abdominale, ulcérations tuberculeuses de l'estomac et du duodénum.

Garçon de quatre ans et demi, présentant depuis sa troisième année un eczéma de la paroi abdominale ; on n'y trouve pas de bacilles. L'enfant couche avec sa mère tuberculeuse ; quelque temps après l'eczéma s'infiltre ; on trouve des bacilles dans la sécrétion. Il meurt d'hématémèse quelques mois après ; on trouve à l'autopsie deux ulcères de l'estomac et du duodénum; les ganglions mésentériques sont infiltrés. Demme voit dans l'eczéma la porte d'entrée du bacille tuberculeux.

OBSERVATION XXVII

Demme. Lupus und tuberculose. *Viertel-jahresschrift für dermat. und syph.* **1877. Heft 2.**

Un enfant de 3 ans avait souvent des accès d'oppression, sans que l'examen de la gorge et de la poitrine montrât autre chose que l'hypertrophie des amygdales et de la matité au niveau du sternum. La trachéotomie devint nécessaire et la plaie livra, un jour, passage à du pus et à des masses caséeuses. Or, l'enfant avait eu autrefois un abcès tonsillaire et dans un des grumeaux évacués, on avait constaté la présence de bacilles de la tuberculose.

L'autopsie de l'enfant montre de la tuberculose de divers organes. L'auteur pense que la tuberculose a eu pour origine un lupus ulcéré existant à la face chez la bonne de l'enfant. Il y aurait eu transfert direct du pus. L'auteur a soigné plus tard cette bonne et il a pu trouver des bacilles dans ses ganglions.

OBSERVATION XXVIII

Un caso di tuberculo anatomico, par *Sanquinetti. Giorn. ital. per le mal vener.* fasc. 3, 1887. An. par *Balzer,* in *Revue Hayem,* 1888.

Homme de 40 ans, présentant sur le dos de la main gauche une surface végétante, grosse comme une petite aveline, avec induration moyenne, peu douloureuse, d'origine inconnue. L'auteur diagnostique un tubercule anatomique.

L'examen histologique montra, en effet, qu'il s'agissait d'une papillome, et les coupes traitées par le procédé d'Erlich contenaient des bacilles tuberculeux peu nombreux dans le corps muqueux.

OBSERVATION XXIX

EVE. *Bulletin médical*, 12 février 1888.

M. Eve, du London Hospital, rapporte le cas assez rare d'un enfant, né de parents israélites, qui a contracté la tuberculose par suite de la circoncision de rigueur. L'enfant était âgé de cinq mois lorsqu'on l'a reçu à l'hôpital pour une grande tumeur fluctuante dans chaque aine dont la peau était rouge et amincie. Au-dessous du gland, à côté du frein, se trouvait une petite ulcération. On a ouvert les abcès et on a enlevé une quantité considérable de matière caséeuse. L'enfant a été circoncis à l'âge de huit jours et la plaie opératoire s'est promptement guérie. Six semaines plus tard on a remarqué des grosseurs dans l'aine et, en même temps, la plaie faite lors de la circoncision s'est rouverte. On a inoculé un cobaye avec la matière caséeuse extraite des deux tumeurs des aines, et l'animal est mort en quelques semaines d'une tuberculose généralisée. On a su que la personne qui avait fait la circoncision mourut une semaine plus tard de phthisie tuberculeuse. Or, on sait que les opérateurs ont l'habitude encore d'arrêter l'hémorrhagie en appliquant la bouche à la blessure.

OBSERVATION XXX (INÉDITE)

Due à l'obligeance de notre collègue et ami JEANSELME.

M.... Léontine, âgée de 37 ans, femme de ménage, entre le 13 juin 1887 à l'hôpital Saint-Louis dans le service de M. Hallopeau puis dans celui de M. Le Dentu.

Son mari est mort il y a un an ; il toussait depuis très longtemps mais surtout dans les sept derniers mois de sa vie; il crachait beaucoup et c'est la malade qui « maniait » ses mouchoirs. Il avait de plus une fistule à l'anus très suintante, tachant ses chemises que sa femme lavait elle-même parce qu'elle les trouvait trop sales.

Un mois après la mort de son mari, il y a onze mois environ, la malade voit apparaître, sans douleur ni prurit, deux petits boutons à la main gauche, l'un sur la première phalange de l'annulaire à sa face palmaire, l'autre au pouce, près de l'ongle, à la face palmaire de la dernière phalange. La malade perça ces deux boutons avec une épingle; il en sortit très peu de liquide blanc puis surtout de l'eau légèrement teintée et roussâtre. Chaque point blanc était situé sur une base indurée qui persiste encore aujourd'hui; les plaies qui résultèrent de leur ouverture ne se sont cicatrisées qu'il y a un mois.

Une quinzaine de jours après l'apparition des deux boutons, survint, sans douleur, une sorte de nouure rouge sur le bord interne de la face dorsale d[.] annulaire; quelques jours après nouvelle nouure vers la tête du métacarpien de l'annulaire, au centre du dos de la main; peu de temps après troisième nodule à moitié de la hauteur du métacarpien; enfin, il y a trois semaines un quatrième noyau, un peu plus gros, se développe à la face dorsale du poignet un peu au-dessous et en dehors de l'apophyse styloïde du cubitus.

Actuellement on trouve, occupant à peu près toute l'étendue de la face palmaire de la première phalange de l'annulaire gauche, un épaississement dermique nodulaire, du volume d'une noisette, dur, peu élastique; il est mobile sur les tissus profonds, tout à fait indolent, d'un gris pâle légèrement violacé.

Au pouce gauche un épaississement dur, moins volumineux, adhère à l'extrémité de la dernière phalange; son aspect est le même que celui de l'annulaire.

Dans ces deux points on voit quelques petites dépressions cupuliformes, d'aspect cicatriciel, à la surface des épaississements.

De l'épaississement de l'annulaire part une traînée rouge violacée qui monte sur le bord interne et paraît cesser au niveau de l'articulation métacarpo-phalangienne ; cette traînée, est surmontée de deux saillies ; l'une plus grosse, très molle laissant voir un liquide puriforme à travers l'épiderme aminci ; l'autre moins volumineuse, ferme, porte au centre une petite croûte jaune; cette croûte enlevée, on voit sourdre une grosse goutte de liquide jaune louche.

Une seconde traînée, sur le prolongement de la première, commence au-dessus de la tête du métacarpien de l'annulaire, monte capricieusement vers la base du troisième métacarpien.

Les deux extrémités de cette traînées sont marquées par des saillies du volume d'un noyau de cerise ; la traînée elle-même est saillante et moniliforme.

Enfin un troisième groupe, isolé des deux premiers, est situé sur la face dorsale du poignet, au-dessous de l'apophyse styloïde du cubitus et composé de trois nodules : l'un du volume d'une noisette, sensible et violacé, fluctuant, le second et le troisième du volume d'une lentille, durs, indolents, mobiles.

Pas de lymphangite le long des lymphatiques du pouce, rien à l'avant-bras. Le ganglion épitrochléen, les ganglions axillaires et carotidiens ne sont pas tuméfiés.

Rien au membre supérieur droit.

Un ganglion dur, indolent, depuis dix-huit mois, sur l'apophyse mastoïde gauche.

Un gros ganglion sous-maxillaire, du volume d'un petit œuf, déforme la région, il est rénitent, un peu sensible, lisse et mobile ; il s'est montré il y a environ un an, un peu après les nodules des doigts. Mais cette adénite peut être simple, la malade a de très mauvaises dents ; il y a notamment une des petites molaires très cariée et la malade a dû se faire arracher une dent voisine il y a environ trois semaines ; à la suite de cette extirpation la tumeur ganglionnaire aurait un peu durci.

Les autres ganglions du corps ne sont pas développés. Pas d'albumine dans les urines.

La malade est une femme vigoureuse n'ayant jamais eu ni bronchite, ni fluxion de poitrine, ni pleurésie, jamais d'expectoration ni d'hémoptysie. Elle ne présente aucun antécédent de strume dans l'enfance.

Aucun antécédent héréditaire : le père a soixante-douze ans et ne tousse pas, la mère a soixante-sept ans et est bien portante. Une sœur de quarante-cinq ans, deux frères, l'un de cinquante et un ans, l'autre de quarante-neuf, sont également bien portants. Un frère seul est mort d'un chaud et froid après trois ans de maladie.

Le 29 juin. F'extirpation des noyaux siégeant au niveau du poignet et du noyau caséeux siégeant au niveau du troisième métacarpien. Les autres noyaux sont raclés avec la curette.

L'examen du produit du raclage de l'un des noyaux, pratiqué par M. Albarran, a démontré la présence de bacilles tuberculeux peu abondants.

Excat le 11 juillet. Les plaies sont cicatrisées, les traînées rouges existant au niveau de l'annulaire sont très effacées.

Quatre mois après, la malade rentre à l'hôpital pour une suppuration du ganglion sous-maxillaire. Après l'ouverture de l'abcès le ganglion a disparu. La guérison est complète, la santé générale est bonne.

CONCLUSIONS

La tuberculose est inoculable à l'homme par la voie cutanée.

La tuberculose inoculée présente dans sa marche :

I. — Une période d'incubation.

II. — Une manifestation initiale au point d'inoculation.

III. — Un envahissement possible par la voie des lymphatiques ou par continuité.

IV. — La généralisation possible.

La manifestation initiale de la tuberculose inoculée est constituée le plus souvent par le tubercule anatomique (tuberculose verruqueuse de Rielh, lupus scléreux de M. Vidal).

L'existence de la forme ulcéreuse de la tuberculose cutanée, comme manifestation initiale de l'inoculation, ne paraît pas démontrée.

Le lupus peut reconnaître comme origine une inoculation de cause externe.

Ces conditions commandent à l'égard de la tuberculose les mêmes précautions prophylactiques qu'à l'égard de toute autre maladie infectieuse et inoculable.

La tuberculose inoculée offre un pronostic bénin; mais, étant donnée la possibilité d'une généralisation, un traitement radical est nécessaire contre la lésion locale.

BIBLIOGRAPHIE

Axel Holst. — *Semaine médicale*, 1885, p. 385.

Bollinger. — *Zur Æthiologie der tuberculose Munchen*, 1883.

Bouchard. — *Tuberculose et phthisie pulmonaire*, 1868.

Chauveau. — *Gaz. méd. de Lyon*, 1868.

Colin. — *Bull. Acad. de méd.*, 1879.

Cornil et Babès. — *Soc. anat.*, juillet 1883.

— *Les Bactéries*, 1885, p. 627.

Czerny. — *Centralblatt. f. Chirurg.*, 1886.

Demme. — *Centralblat. f. Chirurg.*, 1887, p. 311.

— Lupus und tuberkulose, *vierteljahresschrift für Derm. und Syphilis*, 1887.

Dieulafoy et Krishaber. — *Bull. Acad. de méd.*, 1881-1882.

Elsenberg. — *Berl. klin. Woch.*, 1886, n° 35.

Eve. — *Bull. médical.*, 12 février 1888.

Grancher. — *De l'unité de la phthisie*, Th. doct., 1872.

— *Arch. physiologie*, 1872.

— De la tuberculose pulmonaire. *Arch. physiol.*, 1878.

Gaucher. — Sur la durée d'incubation de la tuberculose. *Revue de médecine*,
1887.

Hanot. — *Soc. méd. des hôpitaux*, 22 février 1884.

— Contribution à l'étude de la tuberculose cutanée. *Arch. physiol.*, 1886.

Hérard et Cornil. — *Soc. biol.*, 1868.

Hofmokl. — *Wiener med. Presse*, 1886, p. 119.

James Nevins Hyde. — Relations du lupus vulgaire avec la tuberculose.
Journal of Cutaneous and Venereal diseases, nov. et décembre 1885, in *Ann.
dermatol*, 1886, Anal. Brocq.

Josserand. — *Tuberculose vaccinale*, Th., Lyon, juillet 1884, et *Revue d'hygiène*,
1884, p. 757.

Karg. — Clinique Thiersch, *Centralblatt*, 8 août 1885.

Koch. — *Arch. f. anato. und physiol.*, 1882.

König. — *Semaine méd.*, 12 mai 1886, p. 202.

Laënnec. — *Traité de l'auscultation médiate et des maladies des poumons et
du cœur*, avec notes de M. Laënnec, 4ᵉ éd., par M. Andral, 1837.

Lailler et Mathieu. — Lupus et tuberculoses cutanées. *Arch. gén. médecine*, 1886.

Lebert. — Inoculation des tubercules. *Bull. Ac. méd. Paris*, 1866-67.

Lehmann. — *Deuts. med. Woch.*, n° 9-13. *Deut. med. zeit.*, 1886-87.

Leloir. — Sur le rapport qui existe entre le lupus vulgaire et la tuberculose. *Ann. derm. et syph.*, 1847.

Leser (de Halle). — *Fortschritt der medizin*, Anal. *Gazette hebdomadaire*, 1887, p. 679.

Lothar-Meyer. — *Eulenberg's Viertel-Jahreschrift, f. gen. medizin*, Berlin, 1882.

Malassez et Vignal. — Tuberculose zoogléique. *Société biologie*, 1883.

Martin (H.). — *Recherches anatomo-pathal. et expérimentales sur le tubercule.* Th., Paris, 1879.

— Recherches sur les propriétés infectieuses du tubercule. *Arch. physiologie*, 1881.

Martin du Magny. — *Inoculation tuberculeuse chez l'homme.* Thèse, 1885-86 n° 61.

Merklen. — *Soc. méd. des hôpitaux*, 26 juin 1885.

— *Annal. de dermatologie*, 1885, p. 673.

— *Ann. de dermatologie*, sept. 1886.

Middeldorpf. — *Fortschrit der medizin*, 1886.

Mollière. — *Traité des maladies du rectum.*, Paris, 1877, p. 651.

Morel-Lavallée. — Deux cas de tuberculose verruqueuse de la peau. *Ann. der mat.*, février 1888.

Pollosson. — *Province méd.*, 9 juillet 1887.

Quinquaud. — *De la scrofule dans ses rapports avec la phthisie pulmonaire.* Th. agrég., 1883.

Raymond (P.). — Contribution à l'étude de la tuberculose cutanée par inoculation directe. *France médicale*, 1886, p. 1181.

Sanguinetti. — Un caso di tuberculo anatamico. *Revue des sciences médicales de Hayem*, 1888.

Schachmann. — Portes d'entrées et voies de propagation des bacilles de la tuberculose. *Arch. générales de méd.*, 1885.

Schmitt (X.-J.). — *De la tuberculose expérimentale.* Th. agrég., 1883.

Straus. — La tuberculose est-elle transmissible par la vaccine? *Soc. méd. des hôpitaux*, 1883 et *Gaz. hebd.*, 1885, 2° S. XXII).

Thaon. — *Recherches sur l'anatomie pathologique de la tuberculose.* Th. doct., 1873.

Toussaint. — *Acad. sc.*, 8 août 1881.

Tscherning. — Inoculations tuberculose beim Menschen. *Fortschritt. der medizin*, 1885, n° 3, p. 65, et *An. dermat*, 4 nov. 1885.

Vallas. — *Sur les ulcérations tuberculeuses de la peau.* Th. Lyon, 1887.

Verchère. — *Des portes d'entrée de la tuberculose*. Th., Paris, 1884.

Verneuil. — *Acad. méd.*, 22 janvier 1884.

— *Études expérimentales et cliniques sur la tuberculose*. Paris, 1887.

Vidal. — Lupus scléreux, *Ann. dermatol.*, août 1883.

Villemin. — *Bull. Ac. méd.* Paris, 1866.

— *Études sur la tuberculose*. Paris, 1868.

Walh. — *Semaine médicale*, 12 mai 1886, p. 201.

White. *Journal of Cutaneous and Venereal diseases*, nov. et déc. 1885, in *Ann. dermatol.*, 1886, an. par Brocq.

TABLE DES MATIÈRES

IMPRIMERIE LEMALE ET Cⁱᵉ, HAVRE.